DIE HYPEROSTOSEN DES SCHÄDELS

VON

Dr. INASABURO NAITO

MIT EINEM VORWORT VON

PROFESSOR Dr. ARTUR SCHÜLLER

MIT 84 RÖNTGENABBILDUNGEN UND 11 SKIZZEN
IM TEXTE, 8 PHOTOGRAMMEN AUF 2 TAFELN
UND 2 SKIZZENBLÄTTERN

WIEN UND LEIPZIG

VERLAG VON JOSEF ŠAFÁŘ

1924

ISBN 978-3-662-00003-8   ISBN 978-3-662-00016-8 (eBook)
DOI 10.1007/978-3-662-00016-8

Vorwort.

Verdickungen des Schädelskelettes kommen häufig zur ärztlichen Beobachtung. Ihre Form, Größe, Struktur und Lage sowie ihre klinische Bedeutung ist außerordentlich verschieden. Die Ursache ebenso wie die Pathogenese und das Wesen vieler Schädelverdickungen ist noch wenig erforscht. Es erschien daher empfehlenswert, eine übersichtliche Zusammenstellung aller bisher beschriebenen Typen von Hyperostose des Schädels zu versuchen und die in den vorhandenen Lehr- und Handbüchern der pathologischen Anatomie und Chirurgie sowie in mehreren monographischen Darstellungen und zahlreichen Aufsätzen enthaltenen Beschreibungen durch Hinzufügung neuer Beobachtungen zu ergänzen, bei deren Studium und Darstellung die derzeit unentbehrliche röntgenographische Methode in ausgedehntem Maße verwendet wurde. Die vorliegende Arbeit, welche hauptsächlich praktischen und klinischen Zwecken dient, beansprucht das Interesse der Vertreter vieler medizinischer Spezialdisziplinen, in erster Linie der Röntgenologen und Chirurgen, aber auch der Neurologen, Augen-, Nasen-, Ohrenärzte, endlich der Pädiater und Pathologen.

Wien, im Februar 1924.

A. Schüller.

Inhaltsverzeichnis.

Einleitung.

Eine monographische Darstellung der Schädelhyperostosen liegt bisher nicht vor. Versucht man die verschiedenen Typen von Hyperostosen des Schädels übersichtlich zu ordnen, so gelingt es kaum, eine für die systematische Beschreibung verwertbare Einteilungsgrundlage zu finden. Insbesondere versagt das ätiologische Einteilungsprinzip, zumal ein großer Teil der Schädelhyperostosen ätiologisch bisher nicht geklärt ist. Eine rein deskriptive, die morphologischen Eigentümlichkeiten der Schädelhyperostosen berücksichtigende Darstellung birgt den Nachteil, daß Formen von Schädelhyperostosen als zusammengehörig beschrieben werden, deren Pathogenese und klinische Eigentümlichkeit große Verschiedenheiten aufweist. Es erscheint daher am besten, der hauptsächlich praktischen Zwecken dienenden Darstellung eine Gruppierung zugrunde zu legen, welche die klinischen Besonderheiten der verschiedenen Schädelhyperostosen berücksichtigt, und die am häufigsten vorkommenden Typen an der Hand von charakteristischen klinischen Beobachtungen und Museumspräparaten vorzuführen.

Das uns zur Verfügung gestellte Schädelskelettmaterial stammt aus den pathologisch-anatomischen Museen von Wien und Prag. Für die Überlassung dieser Präparate zwecks röntgenographischer Abbildung sind wir den Vorständen der Sammlungen zu großem Dank verpflichtet, insbesondere Herrn Professor M a r e s c h in Wien und Herrn Professor G h o n in Prag. Die Röntgenaufnahmen der Prager Skelette verdanken wir Herrn Dr. H e r r n - h e i s e r. Außer den Aufnahmen von Schädelskeletten standen uns zahlreiche Aufnahmen von klinischen, im Zentral-Röntgen-Institut des Wiener allgemeinen Krankenhauses (Professor H o l z k n e c h t) untersuchten Fällen zur Verfügung. In dem genannten Institute wie auch im Röntgeninstitute des Krankenhauses der Stadt Wien (Primarius Dr. S c h ö n f e l d) wurden die Aufnahmen der Wiener Museumspräparate angefertigt, wofür wir den beiden genannten Herren Institutsvorständen gleichfalls den ergebensten Dank aussprechen.

Herrn Professor S c h ü l l e r gebührt innigster Dank für die Anregung zur vorliegenden Arbeit und tatkräftige Förderung ihrer Durchführung.

Nur bei einem Teil der uns zur Verfügung gestellten Fälle und Präparate lagen uns ausführlichere klinische Befunde, beziehungsweise

Sektionsprotokolle, vor. Die uns zugänglichen Daten haben wir auszugsweise in den Text unserer Arbeit eingeschaltet.

Wir besprechen zunächst die bei Schädelmißbildungen und Schädeldeformitäten im engeren Sinn (Turmschädel) vorkommenden Hyperostosen, dann die durch Erkrankung während des Wachstums, insbesondere durch Rachitis, erzeugten Schädelverdickungen, ferner die Akromegalie, die Pagetsche Krankheit, die Leontiasis ossea, die Ostitis deformans und die partielle Hyperostose des Schädels, sodann die Tumoren, welche mit Hyperostose des Schädels einhergehen, weiterhin die Hyperostosen bei Entzündungen und Verletzungen des Schädels, endlich die bei Affektionen des Gehirns auftretenden Schädelhyperostosen (kompensatorische Verdickungen).

I. Hyperostosen bei Schädeldeformitäten.

Schädelhyperostosen verraten sich häufig schon bei der Inspektion durch abnorme Form und Größe des Schädels. Übermäßig große Schädel sind, wenn man absieht von der abnormen Ausdehnung des Cranium bei Hirnhypertrophie und Hydrokephalie (auch bei letzterer ist die Schädelwand nach der Resorption der Wasseransammlung häufig hochgradig verdickt), meist abnorm dick (Akromegalie, Pagetsche Krankheit, Rachitis). Anderseits können auch die abnorm kleinen Schädel (Mikrokephalie) infolge kompensatorischer Hyperostose bei exzessiver Kleinheit des Gehirns verdickt sein. Die durch vorzeitige Nahtverknöcherung zustande kommenden Schädelverbildungen (Schädeldeformitäten im engeren Sinn) zeigen nicht selten hochgradige Verdickungen, insbesondere die zumeist prämature Obliteration der Kranznaht aufweisenden t u r r i k e p h a l e n Schädel. Diese Form, der

h y p e r o s t o t i s c h e   T u r m s c h ä d e l,

sei in den folgenden Zeilen ausführlicher beschrieben.

Die T u r r i k e p h a l i e ist bekanntlich der am häufigsten zur Beobachtung kommende Typus der durch prämature Nahtsynostose entstehenden Schädeldeformitäten. Die Höhe dieser Schädel ist im Verhältnis zur Länge und Breite auffallend groß, so zwar, daß der Schädel der Kugelform sich nähert oder Zylinder- oder Kegelform annimmt. Charakteristisch für den hyperostotischen Turmschädel ist die konzentrische Verdickung des Schädeldaches im Bereich der Stirn- und Scheitelbeine. Der Dickendurchmesser beträgt an der Stelle der stärksten Hyperostose 12—15 mm. Bezüglich der Struktur sind keine wesentlichen Abnormitäten festzustellen; der hyperostotische Schädelknochen pflegt ein ziemlich dichtes, spongiöses Gefüge aufzuweisen. Die Lamina externa ist dünn und glatt, die Lamina interna zeigt meist eine Dicke von mehreren Millimetern und mäßige Unebenheiten. Deformationen im Bereiche der Schädelbasis (Depression der mittleren, Verkürzung der vorderen Schädelgrube) sind meist nur im geringen Grade vorhanden. Die Coronarnaht ist obliteriert, die übrigen Nähte sind von normaler Beschaffenheit. Erweiterung der offengebliebenen Nahtfugen ist selten konstatierbar. Von den klinischen Eigentümlichkeiten dieser Form von Turmschädel scheint die bemerkenswerteste das Fehlen der bei den übrigen Typen des Turmschädels so häufig vorhandenen Erkrankung der Sehnerven zu sein. Die klinischen Symptome beziehen sich auf das Vorhandensein von Kopfschmerzen, epileptischen Anfällen und psychischen Anomalien; oft genug

1*

4

sind jedoch Störungen überhaupt nicht vorhanden. Die genannten Tatsachen dürften sich aus dem Fehlen höherer Grade von Schädelverengung erklären.

Eine Erklärung für die eigenartige Form der Hyperostose bei Turmschädel ist vielleicht darin gegeben, daß durch die Hemmung des Flächenwachstums infolge der Nahtsynostose eine Zunahme des Dickenwachstums hervorgerufen wird, daß daher auch die der Stirn- und Scheitelregion entsprechende Partie der Schädelkapsel am stärksten verdickt erscheint, und zwar gerade in den zentralen Anteilen dieser Gegend, wo sich normalerweise die Coronarnaht befindet.

Eine Darstellung der klinischen und röntgenologischen Besonderheiten der Turrikephalie nebst einer Übersicht der Literatur findet sich in den Monographien von Schüller.

Als Pseudoturmschädel kann man jene Schädeldeformation bezeichnen, welche durch exzentrische Verdickung des Schädeldaches zustande kommt. Zumeist betrifft die Verdickung das Stirn- und Scheitelbein, doch kann gelegentlich auch die Oberschuppe des Hinterhauptbeines von der Verdickung betroffen sein. Der Durchmesser der Hyperostose kann allenthalben nahezu gleich groß sein oder es besteht eine merkliche Zunahme der Dicke gegen die zentralen Anteile der Segmente des Schädeldaches, wodurch die Abgrenzung der einzelnen Knochen des Schädels noch erkennbar ist. Die Hyperostose kann eine Dicke bis zu 20 mm erreichen. Die medianen Anteile des Schädeldaches pflegen dicker zu sein als die basalen. Die Struktur der Hyperostose zeigt keine wesentliche Abweichung von der Norm. Die Lamina externa ist dünn und glatt, die Lamina interna 1—2 mm dick, ebenfalls glatt, die Diploe von spongiösem Gefüge. Die Nähte und Gefäßfurchen sind ohne Besonderheiten. Abgesehen von der durch die exzentrische Hyperostose hervorgerufenen Vermehrung des Höhendurchmessers besteht keine auffallende Formanomalie, auch die Basis zeigt normale Konfiguration. Die Sella turcica weist keine Abnormität auf. Die Stirnhöhle ist im Höhen- und Tiefendurchmesser mächtig entwickelt, doch weist (im Gegensatz zur Akromegalie) der Arcus superciliaris meist keine beträchtliche Prominenz auf; ebenso fehlt die für die Akromegalie charakteristische Verstärkung der Protuberantia occipitalis. Das Gesichtsskelett ist im Gegensatz zur Akromegalie nicht abnorm groß.

Klinische Symptome von seiten der Inhaltsorgane des Schädels sind nicht vorhanden. Die Anomalie scheint angeboren zu sein. Auch als Rasseneigentümlichkeit soll eine exzentrische Schädelhyperostose vorkommen.

Wir verfügen über Röntgenaufnahmen von 8 Fällen typischer Turrikephalie mit konzentrischer Hyperostose der Stirn- und Scheitelbeine. Zwei davon betreffen Kinderschädel, die restlichen sechs Schädel erwachsene Personen; darunter findet sich ein Schwesternpaar (5. und 6. Fall) mit auffälliger Übereinstimmung aller Formdetails im Bereiche des hyperostotischen Craniums. In einem unserer Fälle wurde wegen der gleichzeitig mit der Schädeldeformität vorhandenen epileptischen Anfälle eine operative Behandlung mit günstigem Erfolg durchgeführt.

1. Fall: Naht-synostotischer Schädel mit Hyperostose bei einem 2¹/₄jährigen Kinde. (Siehe Fig. 1.)

Schädeldach von hypsokephaler Form, kurz, rundlich, mit steiler Stirn und aufgeblähten Schläfen, sehr tiefen vorderen und mittleren, seichten hinteren Schädelgruben. Die Nähte der Stirnscheitelbeine, der Schuppen der Schläfenbeine und der großen Flügel des Keilbeines sind verschmolzen. Die Orbitae sind seicht und sehr hoch, das Jochbein und die Kiefer, besonders der Unterkiefer durch periostale Auflagerungen wulstig verdickt.

Das Röntgenbild zeigt eine mächtige, bis zu 12 mm betragende Hyperostose des Stirnbeines und der angrenzenden Partien der Scheitelbeine sowie Vertiefung der

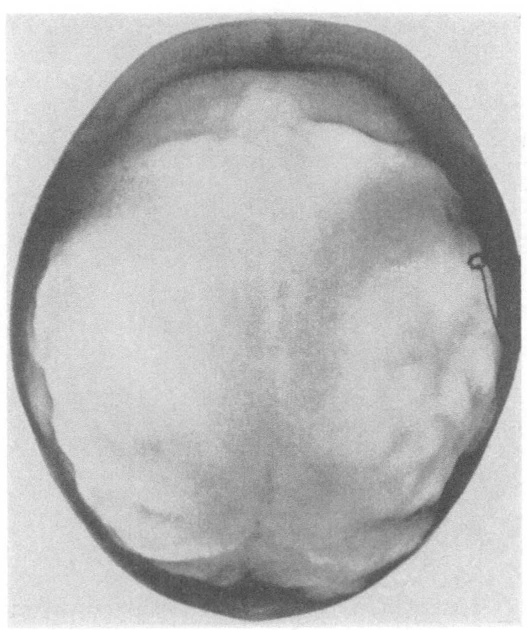

Fig. 1.

Axiale Aufnahme einer Schädelkalotte mit diffuser Verdickung des Stirnbeines, von der Mittellinie symmetrisch gegen das Scheitelbein zu allmählich abnehmend.

Impressiones digitatae im Bereich der hinteren, stark verdünnten Hälfte des Schädeldaches. Die Schädelbasis zeigt Verkürzung der vorderen und mittleren Schädelgruben. Der Boden der mittleren Schädelgruben ist herabgedrängt, die Sella turcica flach, weit, die hintere Schädelgrube langgestreckt, das Emissarium mastoideum als langer Kanal von 3 mm Breite erkennbar.

Mit Rücksicht auf diesen Befund kann die im Sektionsprotokoll enthaltene Diagnose „Schädelrachitis" bei dem vorliegenden Falle nicht aufrecht erhalten werden.

2. Fall: Naht-synostotischer Schädel mit Hyperostose bei einem 2¹/₂jährigen Mädchen. (Siehe Fig. 2.)

Das Schädeldach ist in der linken Hälfte etwas kürzer und schmäler. Starke Vorwölbung in der Gegend des vorderen unteren Winkels des Scheitelbeines, das mit dem

Stirnbein verschmolzen ist. Auch die Pfeilnaht ist verstrichen, die Stirne etwas zuge-
spitzt. Die Knochen der vorderen Hälfte des Schädeldaches sind 1 cm dick, die der
hinteren sehr dünn, stellenweise durchscheinend. Auch Jochbein, Oberkiefer, besonders
aber der Unterkiefer sind verdickt und plump.

Das Röntgenbild zeigt die kompakte Beschaffenheit des hyperostotischen
Stirnbeins, die komplette Verschließung der Koronarnaht sowie die partielle Obliteration
der Sagittalnaht, ferner Erweiterung der Schuppen- und Lambdanaht, endlich die
starke Ausprägung der Impressiones digitatae im Bereich der Schädelinnenfläche. Die
Schädelbasis zeigt den für craniostenotische Schädel charakteristischen Typus. Auf
Grund dieses Befundes wie auch der übrigen Symptome kann wohl mit großer Wahr-

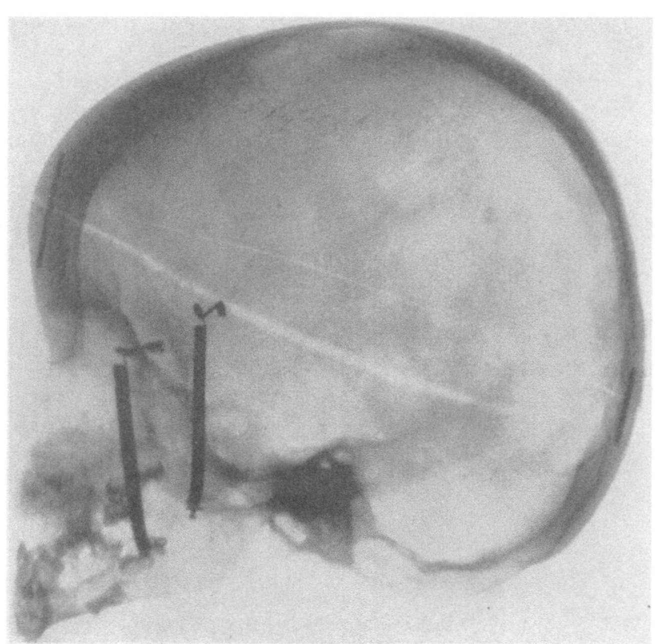

Fig. 2.
Transversale Aufnahme eines Schädels mit Hyperostose des Stirnbeines.

scheinlichkeit angenommen werden, daß die im Sektionsprotokoll angegebene Diagnose „rachitischer Schädel" nicht richtig ist.

3. Fall: 18jähriger Mann mit hyperostotischem Turmschädel.

Klinisch: Epilepsie.

Schädeldach von hypsokephalem Typus, im Bereich der zentralen Partien des
Scheitelbeines bis zu 12 mm dick. Gegen die Mittellinie und gegen das Schläfenbein
nimmt die Dicke ab. Die hyperostotische Partie ist größtenteils spongiös. Lamina
interna und externa je 1 mm dick.

4. Fall: 21jähriger Mann mit hyperostotischem Turmschädel.

Klinisch: Migräne.

Schädel von mikrokephalem Typus, bis zu 10 mm dick, spongiös, Lamina interna
und externa sehr dünn. Stirnhöhle sehr groß; Impressionen verstärkt. Die größte

Dicke findet sich am Scheitel, von wo sie allmählich nach abwärts abnimmt. (Siehe Fig. 3 und 4.)

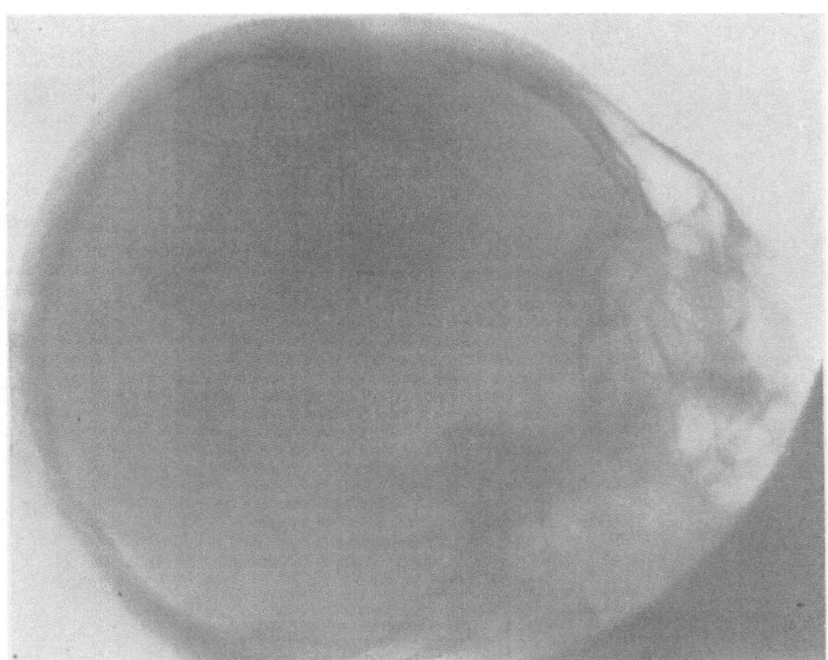

Fig. 3.

Transversale Kopfaufnahme: Mikrokephale Schädelform, mäßige Verdickung der Stirn- und Scheitelbeine, mächtige Ausdehnung der Stirnhöhle.

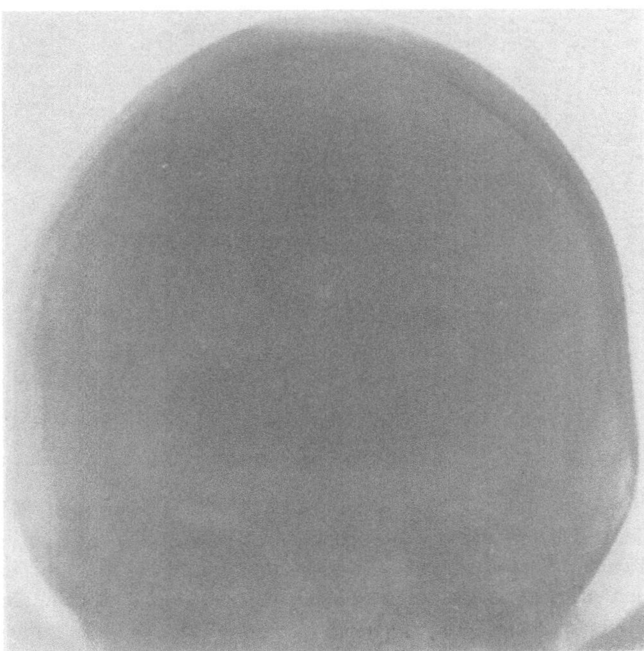

Fig. 4.

Anteroposteriore Aufnahme des in Fig. 3 dargestellten Falles: Mäßige Hyperostose des Schädeldaches, von der Medianlinie gegen die Schädelbasis zu allmählich abnehmend.

5. Fall: 28jähriges Mädchen mit hyperostotischem Turmschädel.
(Siehe Fig. 5 und 6.)

Klinisch: ohne Symptome.

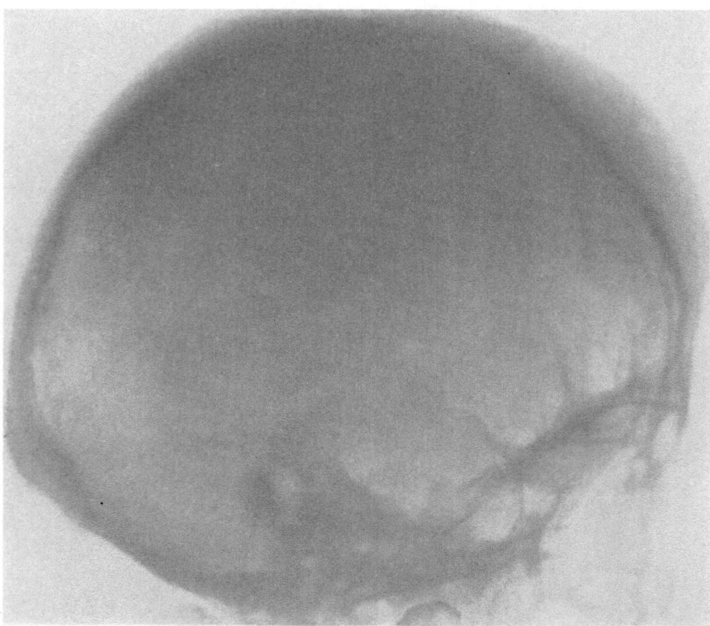

Fig. 5.

Transversale Kopfaufnahme: Verdickung des Stirnbeines, vom Zentrum desselben allmählich gegen die Peripherie abnehmend.

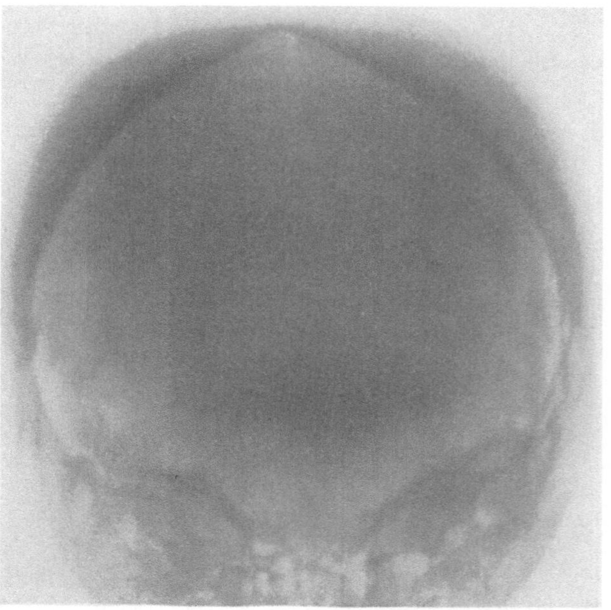

Fig. 6.

Anteroposteriore Kopfaufnahme des in Fig. 5 dargestellten Falles: Hyperostose der Scheitelbeine, symmetrisch, am stärksten an den Tubera parietalia ausgeprägt, allmählich gegen die Mittellinie einerseits, gegen die Basis anderseits abnehmend.

Schädeldach von hypsokephalem Typus, im Bereich des Stirn- und Scheitelbeines hochgradig verdickt. Die größte Dicke erreichen die zentralen Partien beider Scheitelbeine (bis zu 15 mm). Die Spongiosa ist reichlich entwickelt. Die Lamina externa dünn, die Lamina interna 2 mm, Impressionen wenig verstärkt, Sinusfurchen breit, die Teilungsstelle des Sinus longitudinalis reicht bis zur Sutura lambdoidea hinauf. Die Knochen der Schädelbasis sind dünn.

6. Fall: 26jähriges Mädchen mit hyperostotischem Turmschädel (Schwester der vorstehend beschriebenen Patientin).

Klinisch: Imbezillität.

Fig. 7.

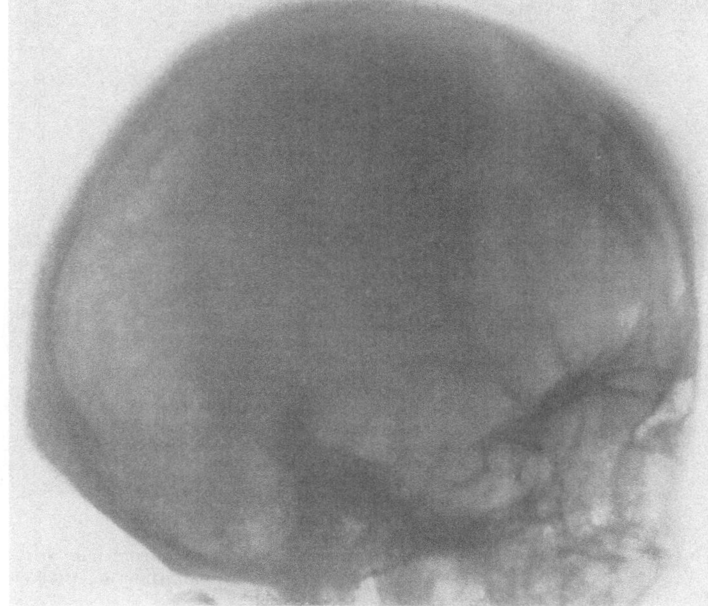

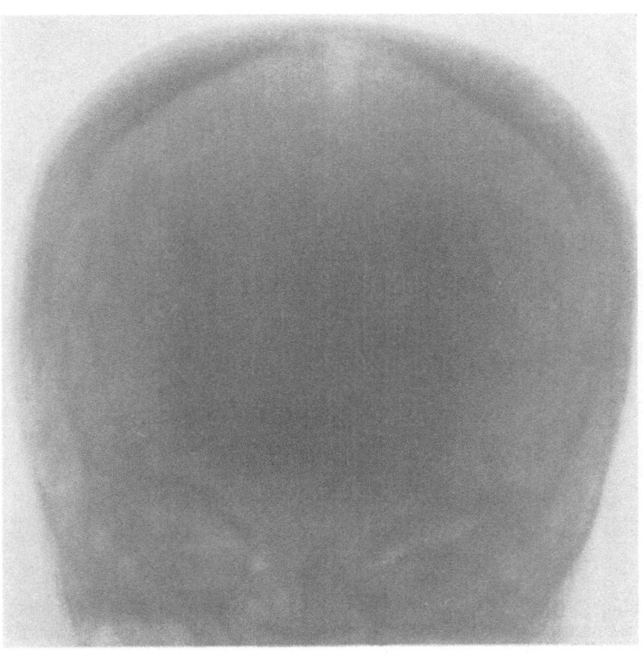

Fig. 8.

Fig. 7 und 8. Transversale und anteroposteriore Kopfaufnahme: Dieselben Veränderungen wie in Fig. 5 und 6, jedoch in leichterem Grade ausgeprägt.

Schädel von gleicher Beschaffenheit wie der vorhergehende, nur erreicht die Dicke des Schädels an der dicksten Stelle bloß 12 mm. (Siehe Fig. 7 und 8.)

7. Fall: 32jähriges Mädchen mit hyperostotischem Turmschädel.
(Siehe Fig. 9.)

Schädel von hypsokephalem Typus, im Bereich des Stirn- und Scheitelbeines verdickt (größte Dicke 12 mm), spongiös. Lamina externa 2 mm, Lamina interna 3 mm. Impressionen nicht verstärkt, Sinusfurchen deutlich.

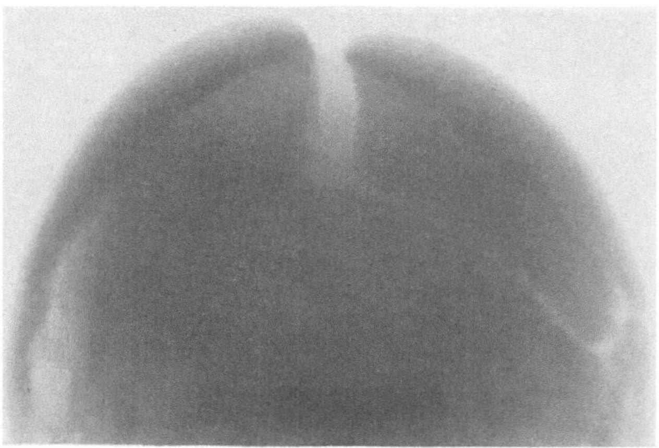

Fig. 9.
Anteroposteriore Aufnahme der oberen Kopfhälfte: Symmetrische, vorwiegend konzentrische Verdickung beider Scheitelbeine, ausgedehnte Trepanation im Bereiche der rechten Kopfhälfte.

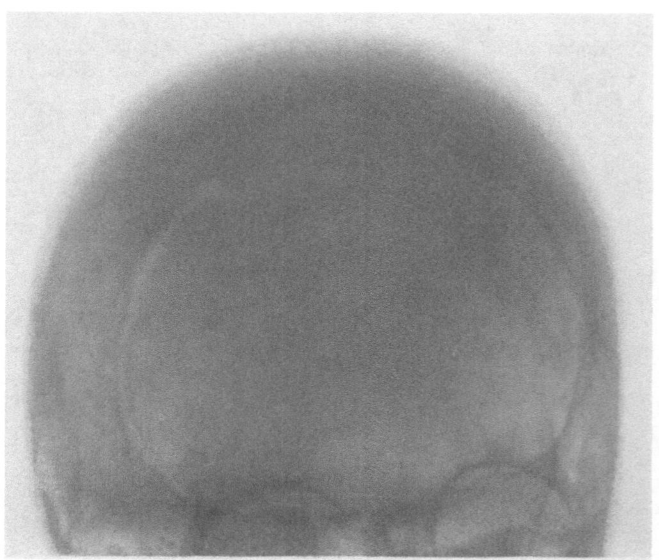

Fig. 10.
Posteroanteriore Kopfaufnahme: Mächtige Verdickung des Schädeldaches im Bereiche der Scheitelbeine, symmetrisch, allmählich von der Mittellinie gegen die Basis hin abnehmend.

Die Patientin erkrankte im Alter von 18 Jahren an epileptischen Anfällen; da die interne Behandlungsmethode keine Änderung im Verlaufe der Erkrankung herbeiführte, wurde im Jahre 1910 eine Trepanation vorgenommen mit der Absicht, die durch konzentrische Hyperostose des Schädeldaches möglicherweise vorhandene Einengung des Gehirnes durch Anlegung eines großen Ventiles zu beseitigen. Im Anschluß an diese Operation trat zunächst nur eine Herabsetzung der Zahl der Anfälle auf. Erst in den letzten drei Jahren besserte sich der Zustand der Patientin. Es trat kein Anfall mehr auf.

8. Fall: 18jähriges Mädchen mit hyperostotischem Turmschädel. (Siehe Fig. 10.)

Klinisch: Hochgradige Myopie.

Schädeldach hypsokephal, im Bereich des Stirn- und Scheitelbeines hochgradig verdickt. Die Dicke beträgt entsprechend der Scheitelhöhe und der angrenzenden

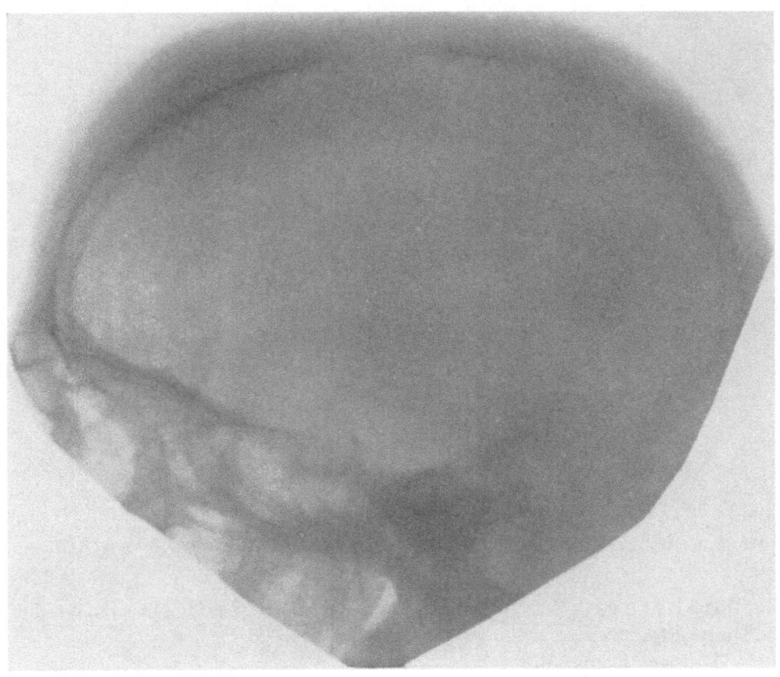

Fig. 11.
Transversale Kopfaufnahme: Exzentrische Hyperostose des Schädeldaches.

Partie des Daches 20 mm. Sie ist von spongiöser Struktur. Lamina interna und externa sind dünn; die Hyperostose geht allmählich in die dünnen, tiefe Impressionen aufweisenden Knochen der Schädelbasis über.

Im Anschluß an die Fälle von hyperostotischem Turmschädel seien drei Beobachtungen von „Pseudoturmschädel" angeführt.

1. Fall: 54jähriger Mann mit hyperostotischem Pseudoturmschädel. (Siehe Fig. 11.)

Dach von hypsokephalem Typus, bis zu 20 mm verdickt, spongiös. Lamina externa und interna dünn, eine Abgrenzung der einzelnen Knochen des Schädeldaches nicht markiert. Innenfläche glatt, Sella geräumig.

Klinisch: keine Erscheinungen.

2. Fall: 28jähriger Mann mit hyperostotischem Pseudoturmschädel. (Siehe Fig. 12.)

Schädel von hypsokephalem Typus. Stirnbein, Scheitelbein und Oberschuppe des Hinterhauptbeines verdickt, von spongiöser Struktur. Lamina interna und externa 1 mm dick, Innenfläche eben, Stirnhöhle groß, Keilbeinhöhle klein.

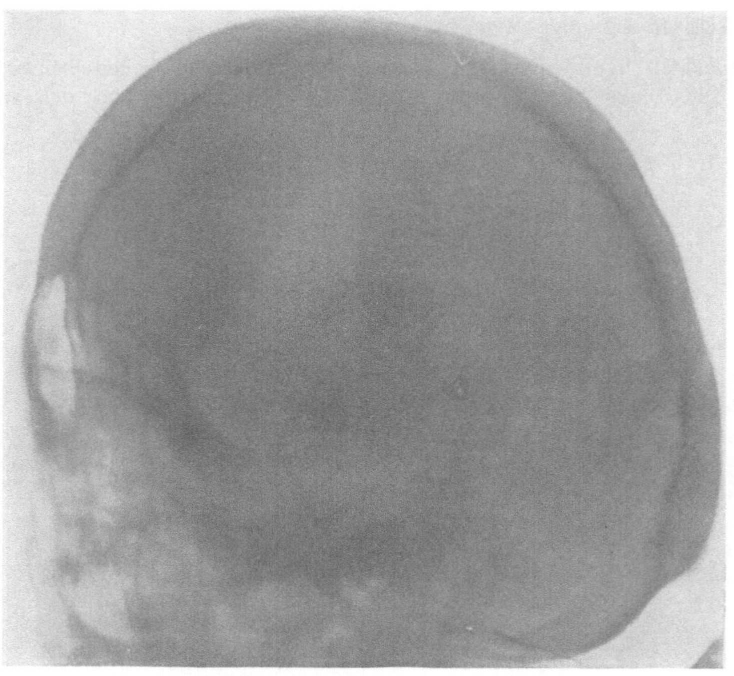

Fig. 12.
Transversale Kopfaufnahme: Verdickung der Stirn- und Scheitelbeine sowie der Oberschuppe des Hinterhauptbeines.

3. Fall: 38jähriger Mann mit hyperostotischem Pseudoturmschädel. (Siehe Fig. 13.)

Klinisch: Depressionszustände.

Schädeldach von hypsokephalem Typus, im Bereich des Stirn- und Scheitelbeines hochgradig verdickt, bis zu 18 mm; die Abgrenzung der Knochensegmente noch erkennbar, die Struktur vorwiegend spongiös, nur Lamina interna und Lamina externa als schmale kompakte Lamellen ausgebildet.

Schädelhypertrophie.

Zu dieser Gruppe rechnen wir die Kephalonen, die familiäre Schädelhypertrophie und die Hemihypertrophie des Schädels.

Als Kephalonen bezeichnet Virchow die bei kräftig entwickelten Individuen zuweilen vorhandenen großen und dicken Köpfe, deren Form im übrigen völlig proportioniert erscheint.

Die von Klippel und Felstein beschriebene familiäre Schädelhypertrophie betrifft bloß das Schädeldach, dessen Vergrößerung und Verdickung übrigens keine funktionellen Störungen verursacht.

Als Hemihypertrophie des Kopfes bezeichnet man die ebenmäßige, Skelett und Weichteile in gleicher Weise betreffende Größenzunahme einer Kopfhälfte. Zumeist ist bei der halbseitigen Vergrößerung des Körpers das Schädeldach der gleichen Seite vergrößert, seltener das der gegenüberliegenden Schädelhälfte. Bei der Hemihypertrophia facialis progressiva tritt eine meist in früher Jugend einsetzende, übermäßige Entwicklung der Knochenweichteile und Haare einer Gesichtshälfte auf.

Hoffmann faßt diese Affektion als nervös bedingte Störung auf, analog der Beobachtung von Schiff, der nach Durchschneidung der Unterkiefernerven bei jungen Hunden eine Hyperostose des Kiefers derselben Seite entstehen sah.

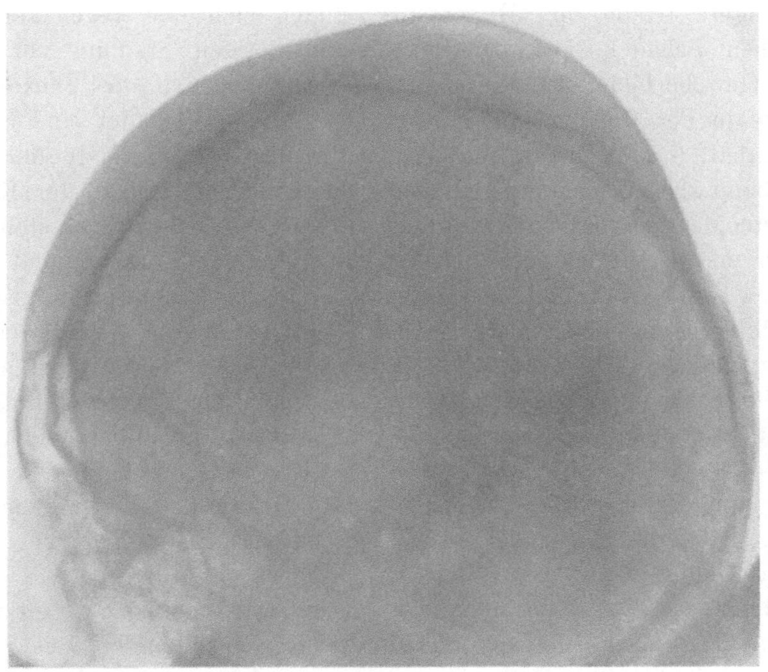

Fig. 13.
Transversale Kopfaufnahme Hyperostose des Stirn- und Scheitelbeines.

Auch nach Fazialislähmung, die in früher Kindheit entstanden ist, scheint gelegentlich eine halbseitige Gesichtsvergrößerung vorzukommen.

Stier nimmt als Ursache eine Erkrankung der Großhirnrinde an und konstatiert das Überwiegen der rechtsseitigen Hemihypertrophie gegenüber der linksseitigen Hemiatrophie.

Auch Greig nimmt eine zentrale, neurogene Ursache für die einseitige Hypertrophie an, da in 20% der Fälle von Hemihypertrophie des Schädels und Gesichtes mehr oder minder große Geistesdefekte vorkommen. Möbius dagegen lehnt die Beziehungen zum Nervensystem ab. Zugunsten der nervösen Theorie spricht das oft gleichzeitige Vorhandensein von Gefäß- und Pigmentmalen*), sowie Störungen der verschiedenen Empfindungsqualitäten. Meist wird die halbseitige Gesichtshypertrophie schon bei der Geburt bemerkt. Sie hält gleichen Schritt mit der übrigen Entwicklung oder eilt ihr voran. Von funktionellen Störungen wurde beobachtet: anhaltender Speichelfluß, übermäßige Talgdrüsen-Sekretion, starke Rötung der Wangen, Lähmung der Muskulatur im Bereich der Hypertrophie, abnormes Wärmegefühl.

Sicard et Laplane weisen darauf hin, daß halbseitige Schädelhypertrophie ein Symptom verschiedener Pathogenese sein kann, zunächst ein angeborenes, selbständiges Krankheitsbild (Hemifaciocraniose nach Brissaud et Lereboullet), außerdem der Folgezustand von Syphilis, Rachitis und Pagetscher Krankheit.

---

*) Hier sei auch die bei angeborenen Teleangiektasien der Haut vorkommende, meist unilaterale Skeletthypertrophie erwähnt (Nakamura).

II. Rachitische Hyperostose.

Geringere Grade von Hyperostose finden sich fast regelmäßig beim rachitischen Schädel. Das bei Rachitis im floriden Stadium vorhandene osteoide Gewebe bildet Auflagerungen an der Außenfläche des Schädels, insbesondere in der Gegend der Tubera, wodurch der Schädel eine kubische Gestalt erhält (Caput quadratum). Auch in der Nachbarschaft der Nähte, entsprechend der Wachstumszone der Schädelknochen, pflegt der Knochen durch osteoide Auflagerungen verdickt zu sein, so daß die Nahtstellen eingesunken erscheinen und der Schädel eine Vierhügelform annimmt (Caput natiforme). Durch Verkalkung des osteoiden Gewebes kommt nach Ausheilung der Rachitis häufig eine abnorme Dicke und Dichte der Schädelwand zustande (rachitische Hyperostose). Abgesehen von der Verdickung zeigt der rachitische Schädel meist auch gewisse Formveränderungen. Infolge der mangelhaften Kalkablagerung ist die Schädelkapsel weniger widerstandsfähig. Sie erweitert sich unter dem Druck des meist vorhandenen Hydrokephalus und erfährt eine Abplattung der Hinterhauptgegend bei bettlägerigen Kindern, beziehungsweise eine basilare Impression bei herumgehenden Kindern.

In seltenen Fällen findet man bei rachitischen Kindern h o c h g r a d i g e V e r d i c k u n g aller Teile des Schädelskelettes, insbesondere des Schädeldaches, wobei die Knochen weich und nachgiebig, infolgedessen Formveränderungen zugänglich sind. Die Nähte obliterieren in großer Ausdehnung. V i r c h o w, H a n s e m a n n u. a. bezeichnen diese Form als Periostitis proliferans rachitica. Durch dieselbe kann, wie R e c k l i n g h a u s e n betont, ein der Ostitis deformans ähnliches Bild entstehen.

K a u f m a n n sah in Basel zahlreiche derartige Präparate mit bimssteinartiger Verdickung (hauptsächlich des Vorderschädels) bis zu 15 mm; in einem Falle, der einen 2jährigen Knaben betraf, war die Sagittalnaht prämatur synostosiert, die Frontal- und Koronarnaht nur zum Teil angedeutet. Dabei war der Hinterhauptschädel stellenweise im Bereich tiefer Impressionen durchsichtig dünn, die große Fontanelle weit offen.

Auch in der Schädelsammlung des Pathologisch-anatomischen Museums in Wien finden sich einige charakteristische Exemplare dieses Typus des rachitischen Schädels. Indes dürfte, wie bereits im vorhergehenden Abschnitt angedeutet wurde, ein Teil der als rachitische Schädel bezeichneten Exemplare in die Gruppe der hyperostotischen Turmschädel gehören. In einzelnen Fällen ist die Entscheidung, ob es sich um rachitische Hyperostose oder hyperostotische Turmschädel handelt, keineswegs leicht. War man in früherer Zeit geneigt, die prämature Synostose durchwegs als Symptom einer rachitischen oder syphilitischen Erkrankung des Schädelknochens anzusehen und stehen auch heute noch vereinzelte Autoren, z. B. W e i n n o l d t, auf dem Standpunkt, daß der vorzeitige Nahtverschluß die Folge einer traumatischen Schädigung der

Nähte sei, so neigt doch die Mehrzahl der Autoren gegenwärtig der Auffassung zu, daß es sich bei der prämaturen Synostose des Schädels um eine angeborene Anomalie, eine Art Mißbildung durch Verschmelzung, handle, wobei nicht selten abnorme Verdickung des Schädeldaches zu beobachten ist. Natürlich ist die Möglichkeit, daß gelegentlich der hyperostotischen Form des Turmschädels Rachitis zugrunde liegen könne, nicht von der Hand zu weisen.

Wir verfügen über zwei Fälle von Rachitis mit exzentrischer Knochenverdickung und einen Fall mit konzentrisch-exzentrischer Hyperostose, die zu Nahtobliteration geführt hat.

1. Fall: Exzentrische Hyperostose des Schädeldaches bei einem 2jährigen rachitischen Kinde. (Siehe Fig. 14.)

Schädeldach von normaler Größe und Form. Die Dicke des Schädels ist leicht vermehrt, insbesondere im Bereich der beiden Scheitelhöcker, woselbst sie bis zu 5 mm erreicht.

Fig. 14.
Anteroposteriore Kopfaufnahme: Exzentrische Verdickung der Scheitelbeine.

2. Fall: Schädelkalotte eines 2jährigen Kindes mit rachitischer Hyperostose. (Siehe Fig. 15.)

Schädeldach breit. Im Bereich der Scheitelhöcker findet sich eine beträchtliche exzentrische Hyperostose. Während die Stirnbeine eine Dicke von 5 mm aufweisen, erreicht die Dicke der Scheitelbeine ein Maximum von 12 mm. Das Strukturbild zeigt eine gleichmäßig spongiöse, von reichlichen Gefäßkanälen durchzogene Hyperostose. Die Anteile des Scheitelbeines, welche der Sagittalnaht benachbart sind, sind dünn: auch die neben der großen Fontanelle liegenden Teile des Schädeldaches sind dünn, die Koronarnaht ist erkennbar, die Sagittalnaht in ihrem mittleren Anteil in einer Ausdehnung von 2 cm obliteriert.

3. Fall: Rachitische Schädelhyperostose bei einem zirka 2jährigen Kinde. (Pathologisches Institut in Wien, Nr. 5051.)

Das Schädeldach ist im Stirnbereich schmal, mit stark prominierenden Tubera. Es zeigt außen eine mäßige, in der Mitte der Stirn mächtigere Auflagerungsschichte, durch welche nicht nur die Kranznaht, sondern auch die Sagittalnaht bis auf ihr hinteres Ende verschlossen ist. Eine ebensolche Schichte auch innen, welche gleichfalls die bezeichneten Nähte verschließt und im Stirnteil fast 0·5 cm Dicke erreicht, sich auch bis auf das Hinterhauptbein ausbreitet. Die Kiefer- und Jochbeine sind wulstig verdickt.

Die Schädelbasis ist langgestreckt, der Basalwinkel 130°, die Krümmung der Schädelgruben flach, die Struktur der basalen Schädelanteile ohne wesentliche Veränderung. Sella turcica normal; die Gesichtsschädelknochen sind plump und kalkarm.

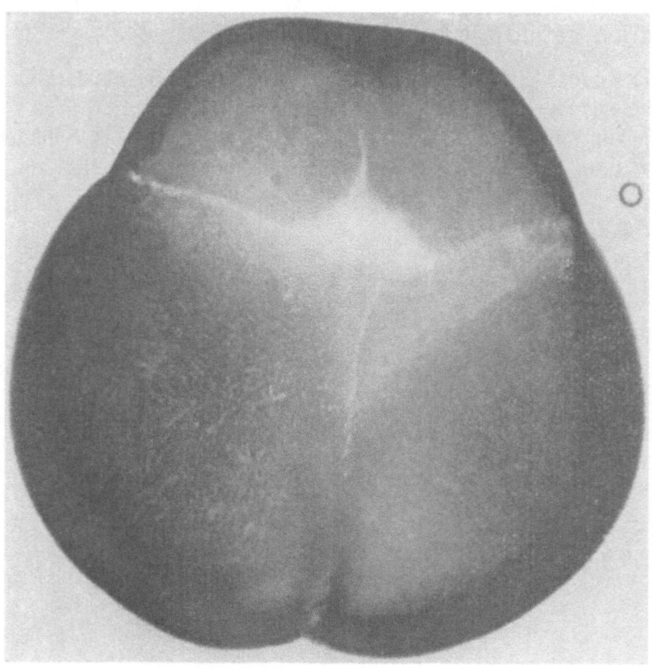

Fig. 15.

Axiale Aufnahme einer Schädelkalotte mit rachitischer Hyperostose: Mäßige Verdickung der Stirnbeine, hochgradige, exzentrische Verdickung von spongiösem Gefüge an den Scheitelbeinen.

III. Akromegalie.

Die charakteristischen Veränderungen der Akromegalie betreffen vorwiegend das S c h ä d e l d a c h. Bei ausgeprägten Fällen besteht eine beträchtliche Vergrößerung des Schädels, welche durch Dickenzunahme der Schädelkapsel bedingt ist. Am auffallendsten pflegt die Verdickung im Bereich des Stirnbeines zu sein. Ferner findet sich meist auch eine mächtige Vergrößerung der Protuberantia occipitalis externa. Der Dickendurchmesser der Schädelkapsel beträgt gewöhnlich nicht viel mehr als 10 mm, nur ausnahmsweise wurde eine durchschnittliche Schädeldicke von 20 mm beobachtet. Die äußere Oberfläche des Schädelknochens ist glatt, die innere Oberfläche zeigt zuweilen Verstärkung der Impressiones digitatae und Juga cerebralia. Die Struktur des Schädeldaches weist meistens keine auffallenden Abnormitäten auf. Die Lamina externa und interna ist von normaler Breite, die Diploe bildet daher die größte Masse der Hyperostose; sie zeigt bald dichte, bald spongiöse Struktur. Am auffälligsten pflegt die Ausbildung der Stirnhöhle zu sein; dieselbe ist zumeist im Höhen- und Tiefendurchmesser am stärksten entwickelt, doch kann sie auch sehr weit in der Breitenausdehnung ausladen. Entsprechend der mächtigen Ausbildung ihres Tiefendurchmessers ist die Vorderwand wulstig oder höckerartig vorgetrieben, insbesondere die Gegend der Arcus superciliares. Der Schädelfassungsraum scheint meist keine wesentlichen Veränderungen aufzuweisen. Abnormitäten der Gefäßfurchen und der Nähte des Schädeldaches sind nicht vorhanden.

Die S c h ä d e l b a s i s zeigt in ihrem Bau keine Veränderung, auch die Struktur der Basisknochen ist ohne Besonderheiten, abgesehen von der durch das Vorhandensein eines Hypophysentumors bedingten Usur im Bereich des Keilbeinkörpers. Meist ist die Pneumatisierung im Bereich der Schädelbasis sehr ausgedehnt, insbesondere pflegt ein großer Recessus supraorbitalis zwischen den beiden Blättern der Pars horizontalis des Stirnbeines und eine in die Schuppe des Schläfenbeines und Hinterhauptbeines reichende Pneumatisierung (Cellulae mastoideae aberrantes) vorhanden zu sein.

Die G e s i c h t s k n o c h e n zeigen meist gleichfalls eine deutliche Vergrößerung, insbesondere die Jochbeine, der Alveolarfortsatz des Oberkiefers und besonders der ganze Unterkiefer.

Die aufgezählten Symptome der Schädelveränderung brauchen nicht stets im gleichen Maße ausgeprägt zu sein, insbesondere besteht kein konstantes Verhältnis zwischen der Größe der Sella-Erweiterung und den hypertrophischen Veränderungen des Schädeldaches; auch zwischen Schädelverdickung und Ausbildung der pneumatischen Räume besteht kein konstantes Verhältnis.

18

Die akromegale Schädelhyperostose ist zumeist kombiniert mit Verdickungen am übrigen Skelett. Nicht selten sind die betreffenden Individuen von riesenhaftem Wuchs. Auf Grund anatomischer, experimenteller und klinisch-therapeutischer Erfahrungen faßt man heutzutage die akromegale Hyperostose als Folge einer, durch die Hyperfunktion des Hypophysen-Vorderlappens, meistens Adenome desselben, bedingten endokrinen Störung auf. K e i t h vertritt ebenso wie übrigens auch schon frühere Autoren, die Anschauung, daß infolge der Hyperfunktion der Hypophyse zunächst die Muskulatur hypertrophiert und daß durch die Muskelhypertrophie die Skelettverdickung sekundär erzeugt ist. Er weist überdies auf die Ähnlichkeit der akromegalen Schädel mit gewissen prähistorischen Schädeltypen hin.

Im Anschluß an die Besprechung der akromegalen Schädelhyperostose sei auch das „puerperale Osteophyt" erwähnt, welches sich öfters während der Schwangerschaft an der Schädelinnenfläche in Form zarter, samtartiger Auflagerungen ausbildet, entlang dem Sinus longitudinalis oder im Gebiete der Arteria media. Es kann sich unter Entkalkung zurückbilden. D r e i f u s s fand es röntgenologisch an Lebenden in 33%. Mit Rücksicht auf die während der Schwangerschaft auftretende Hypertrophie der Hypophyse und die Ausbildung akromegaler Symptome liegt es nahe, auch das puerperale Osteophyt als Folgeerscheinung des Hyperpituitarismus aufzufassen.

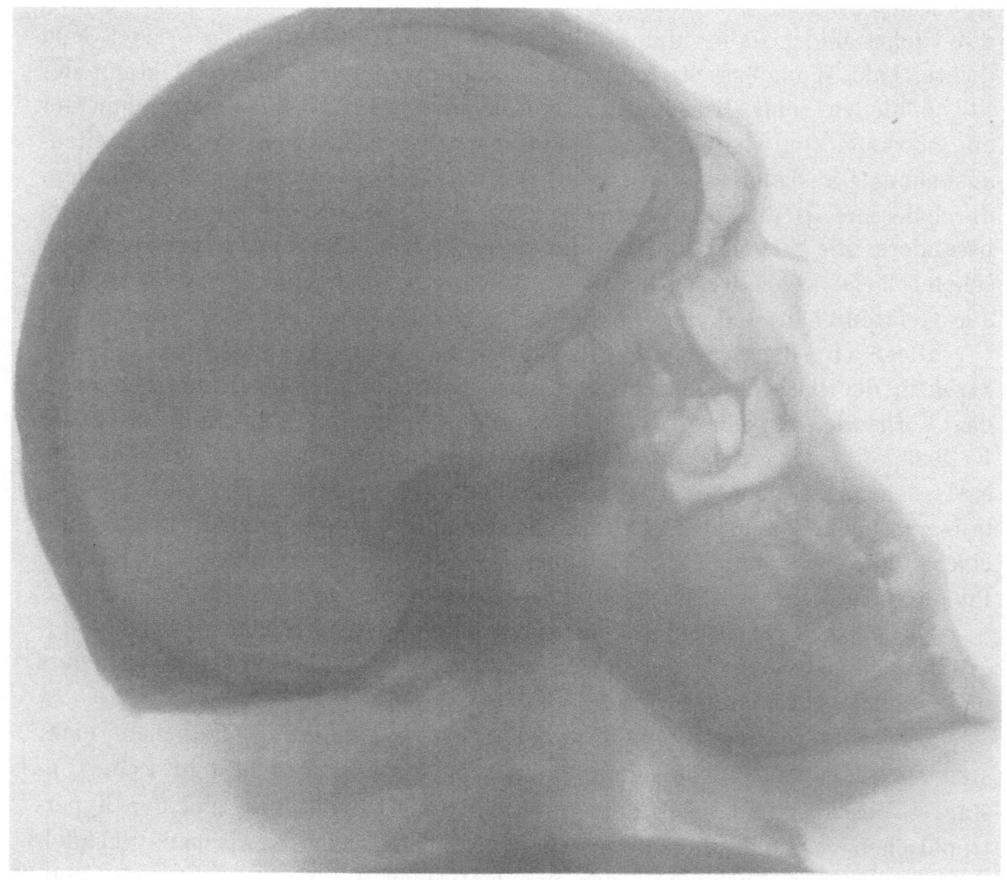

Fig. 16.

Posteroanteriore Kopfaufnahme: Diffuse Hyperostose des Schädeldaches; Vergrößerung des Sinus frontalis; Usur der Sella turcica.

Wir verfügen über 12 Fälle von Schädelhyperostose bei Tumoren der Hypophyse. Bei den klinisch beobachteten Fällen verriet sich die Schädelhyperostose schon bei der Inspektion durch das Vorhandensein der charakteristischen Zeichen von Akromegalie. Einige von diesen Fällen seien hier kurz beschrieben.

1. Fall: 50jähriger Mann mit Akromegalie. (Siehe Fig. 16.)

Schädeldach groß, die Augenbrauenbogen und die Protuberantia occipitalis stark vorspringend; Dach 10 mm dick, von spongiöser Struktur, Lamina interna und externa dünn, Innenfläche eben, Stirnhöhle 3 cm hoch, 1 cm tief. Große Usur der Sella turcica.

2. Fall: 35jährige Frau mit Akromegalie.

Schädeldach geräumig, 10 mm dick, Lamina externa 2 mm, Lamina interna 2 mm, Diploe 6 mm. Die Innenfläche zeigt leichte Verstärkung der Impressionen. Stirnhöhle 5 cm hoch, 1½ cm tief. Pneumatisation des Schläfenbeines sehr weit ausgedehnt. Sella turcica in allen Dimensionen erweitert.

3. Fall: 50jährige Frau mit Akromegalie. (Siehe Fig. 17.)

Schädeldach sehr geräumig, bis zu 20 mm verdickt, ohne Abgrenzung der Laminae. An der Außenfläche des Stirnbeines eine flache Exostose. Zahlreiche netzförmige Diploevenen. Die Innenfläche ist eben. Sella turcica durch endosellaren Tumor stark erweitert; Stirnhöhle 3 cm hoch, 1½ cm tief.

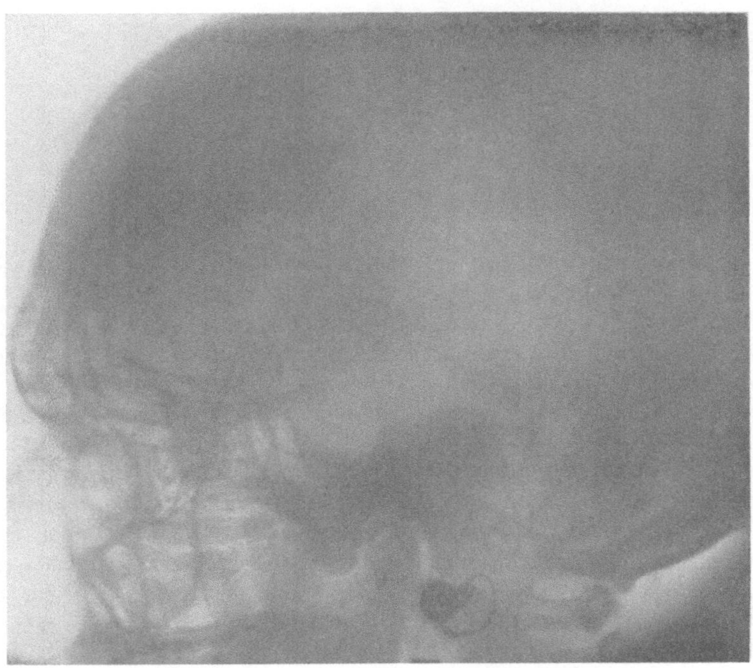

Fig. 17.

Transversale Kopfaufnahme: Mächtige Verdickung und Verdichtung des Schädeldaches, flache Exostose entsprechend dem Stirnhöcker. Tiefe Usur der Sella turcica.

4. Fall: 43jähriger Mann mit Akromegalie. (Siehe Fig. 18.)

Das Schädeldach zeigt Hyperostose vorzugsweise im Bereich des Stirnbeines. Der größte Teil des Os frontale ist pneumatisiert und erreicht die Stirnhöhle eine Ausdehnung von 25 mm im anteroposterioren Durchmesser und 7 cm im Vertikaldurchmesser. Die Sella turcica ist in allen Durchmessern beträchtlich erweitert.

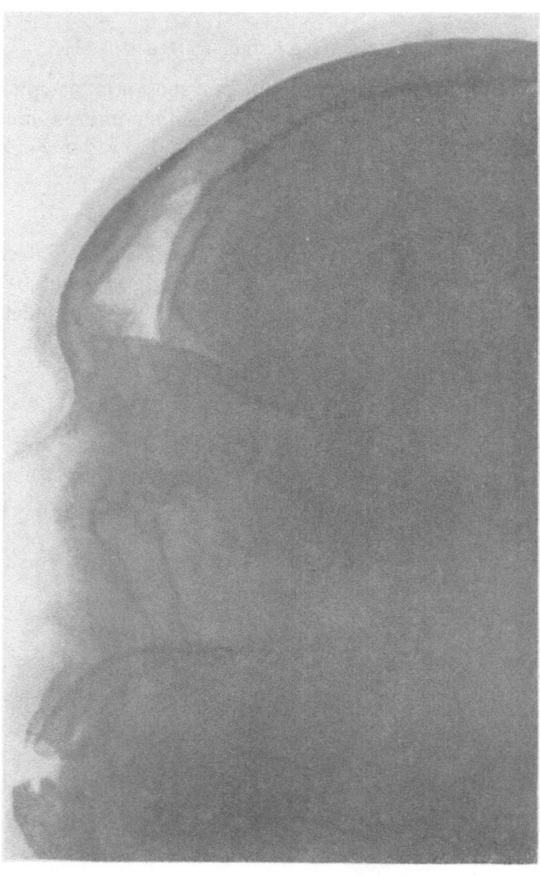

Fig. 18.

Transversale Aufnahme der vorderen Kopfhälfte: Mäßige Hyperostose des Schädeldaches und starke Vergrößerung des Sinus frontalis.

5. Fall: 46jährige Frau mit Akromegalie und Sellavergrößerung. (Siehe Fig. 19.)

Schädeldach groß, seine Dicke 12 mm, die Innenfläche des Stirnbeines zeigt eine Verstärkung der Juga und Impressionen. Die Arterienfurchen sind tief, die Venenfurchen reichlich. Die Struktur der Schädelwand ist mäßig dicht, ohne deutliche Schichtenbildung, Sella turcica ist durch endosellaren Tumor stark erweitert. Stirnhöhle 2 cm hoch, 1 cm tief.

6. Fall: 30jähriger Mann mit akromegalem Riesenwuchs.

Schädeldach sehr geräumig, im Bereich des Stirnbeines stark verdickt. Lamina externa 2 mm, Lamina interna 3 mm, Diploe 8 mm. Der größte Teil des Stirnbeines ist von der mächtigen Stirnhöhle eingenommen, deren frontaler Durchmesser 20 mm, deren vertikaler Durchmesser 7 cm beträgt. Geringgradige flache Usur der Sella.

7. Fall: 51jährige Frau mit Schädelhyperostose und endosellarem Hypophysentumor. (Siehe Fig. 20.)

Schädeldach geräumig, 10 mm dick, ohne deutliche Schichtenbildung; Innenfläche eben; starke Ausprägung der Venen- und Arterienfurchen; Sella turcica mäßig erweitert; Nebenhöhlen mittelgroß. Die Obduktion stellte das Vorhandensein eines Hypophysentumors fest.

Dieser Fall bot klinisch keine sicheren akromegalen Veränderungen, das Schädeldach weist trotzdem eine deutliche Verdickung auf.

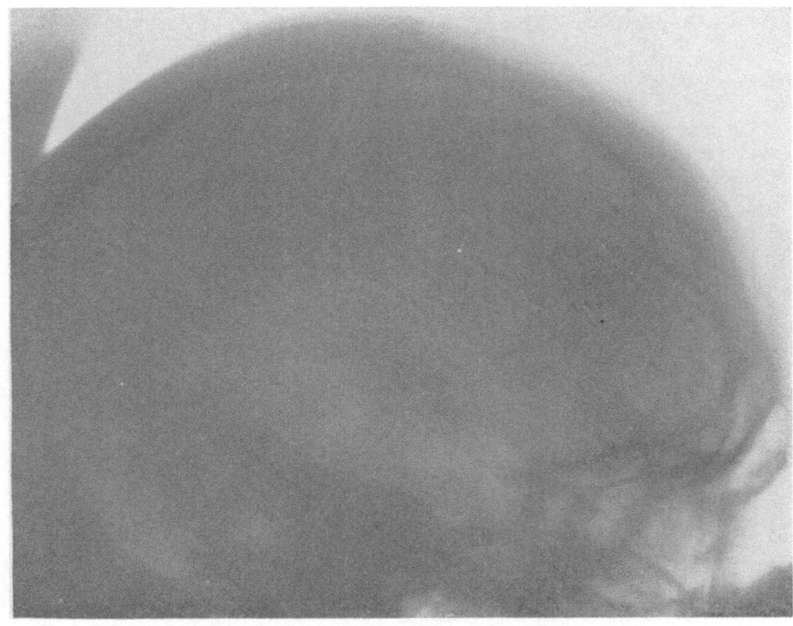

Fig. 19.
Transversale Kopfaufnahme: Gleichmäßige Verdickung des Schädeldaches und große Usur der Sella turcica.

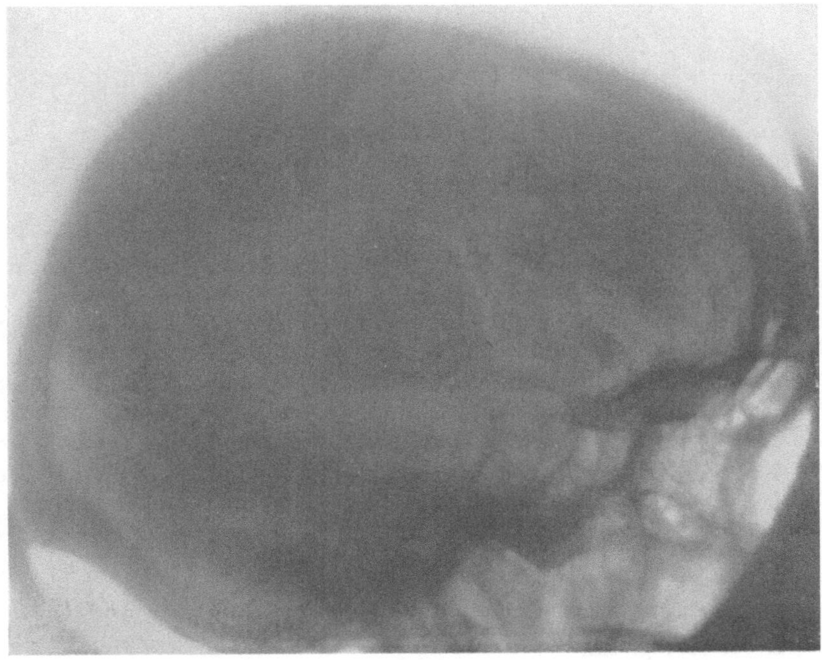

Fig. 20.
Transversale Kopfaufnahme: Mäßige diffuse Hyperostose des Schädeldaches; Sella-Erweiterung.

22

8. Fall: Schädelhyperostose mit Sella-Erweiterung. (Krankenhaus der Stadt Wien.)

Klinisches und Obduktions-Protokoll fehlen.

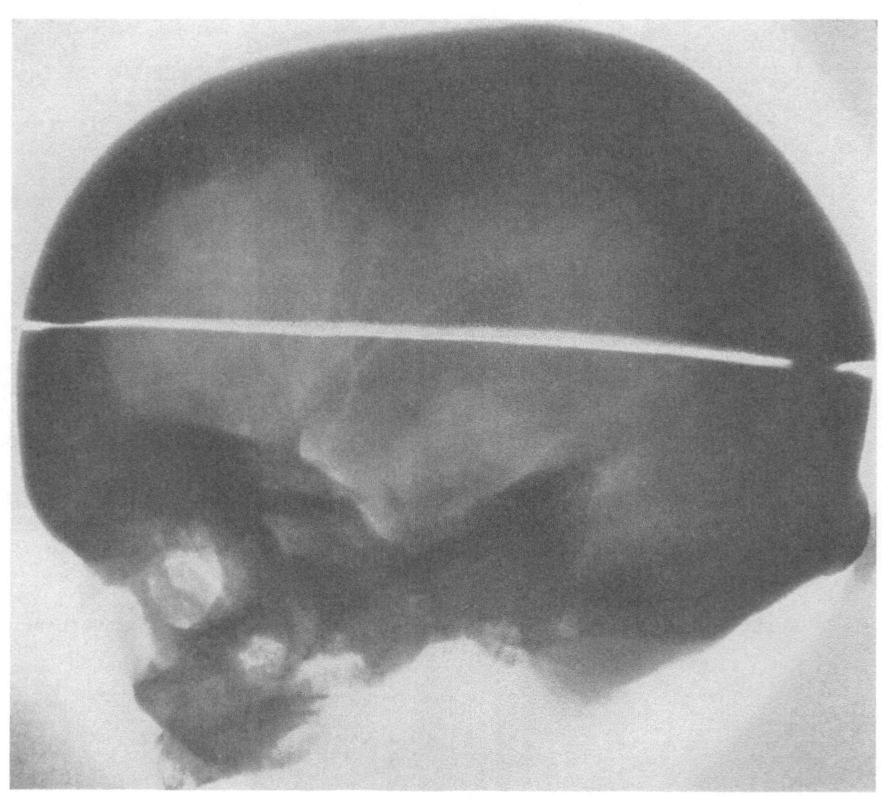

Fig. 21.

Transversale Aufnahme eines Schädels mit Vergrößerung und Verdickung der Schädelkapsel wie auch der Schädelbasis; Erweiterung der Sella turcica (Akromegalie?).

Schädel im anteroposterioren und Höhendurchmesser wesentlich vergrößert, im Breitendurchmesser verengert (skaphokephaler Typus). Gewicht des Schädels 2520 g (!). Horizontaler Schädelumfang 57·5 cm. Am Röntgenbild: Schädeldach hochgradig verdickt, bis zu 20 mm. Seine Innenfläche ebenso wie die Außenfläche glatt, seine Struktur sehr dicht, so zwar, daß die Abgrenzung der Lamellen kaum erkennbar und die Spongiosazeichnung außerordentlich feinmaschig ist. Arterien- und Venenfurchen spärlich und schmal. Die Schädelbasis zeigt gleichfalls eine beträchtliche Verdickung ihrer Bestandteile mit Ausnahme der Pars condyloidea des Hinterhauptbeines und des Keilbeinkörpers. Letztere sind von zarter Form und spongiöser Struktur. Die Sella turcica ist deutlich vergrößert, ihr Boden dünn, das Dorsum sellae lang und dünn. Die Knochen des Gesichtsschädels sind gleichfalls diffus hyperostotisch. (Siehe Fig. 21.)

9. Fall: 57jährige Frau mit akromegalem Habitus und frontaler Enostose. (Siehe Fig. 22.)

Am Röntgenbild: Sella-Erweiterung wie bei intrasellarem Tumor. Frontale Enostosen; im übrigen ist das Schädeldach nur mäßig verdickt.

In diesem Falle, welcher klinische Züge von Akromegalie bot, zeigt sich die Wand des Schädeldaches nur im Bereich des Stirnbeines verdickt, und zwar in der für senile Hyperostose charakteristischen Weise.

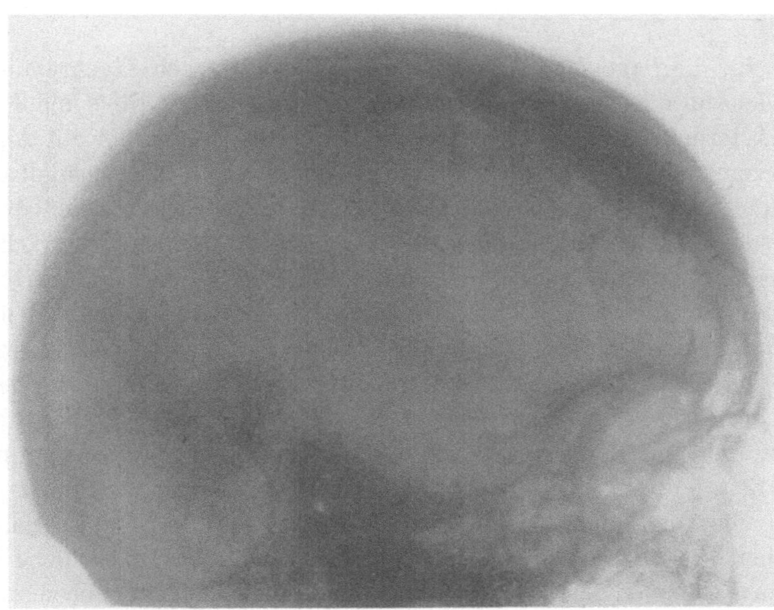

Fig. 22.

Transversale Kopfaufnahme: Mäßige diffuse Hyperostose des Schädeldaches, Enostose des Stirnbeines.

IV. Pagetsche Krankheit (Ostitis chronica deformans).

Die für die Pagetsche Erkrankung charakteristischen Eigentümlichkeiten im Bereiche des Schädels beziehen sich auf die Dicke, Größe und Form des Schädels, ferner auf Veränderungen der Knochenstruktur und auf Anomalien der Nerven- und Gefäßlöcher sowie der Konfiguration der Schädelbasis. Das S c h ä d e l d a c h zeigt eine beträchtliche, vorwiegend exzentrische Zunahme seiner Dicke. Die Verdickung pflegt das Schädeldach in vollkommen gleichmäßiger, diffuser Weise zu betreffen, d. h. die Verdickung erfolgt proportional der normalen Dicke der Teile des Schädeldaches; demzufolge pflegt die Gegend der Schläfeschuppe dünner zu sein als beispielsweise die Gegend der Tubera frontalia, doch kommt in einzelnen Fällen auch eine umschriebene Verdickung vom Charakter der tumorartigen Hyperostose zur Beobachtung. Die Form des Schädeldaches zeigt nur selten normale Beschaffenheit. Meistens ist das Schädeldach ballonartig vergrößert, häufig sind Asymmetrien der beiden Schädelhälften und lokale Deformierungen vorhanden. Die Außenfläche des Schädeldaches zeigt öfters deutliche Unebenheiten in Form von flachen Höckern. Die Innenfläche kann eben und glatt sein oder sie weist leichte Unebenheiten auf. Die Struktur des Schädeldaches ist stets hochgradig verändert, was mit Hilfe des R ö n t g e n b i l d e s gut darstellbar ist. Man erkennt am Röntgenbilde meist recht deutlich das Vorhandensein einer zusammenhängenden Lamina externa und interna. Beide bestehen aus einer ziemlich kompakten Lamelle, die papierdünn bis mehrere Millimeter dick sein kann. Die zwischen den beiden Lamellen gelegene Knochensubstanz zeigt eine typische Veränderung, welche darin besteht, daß hochgradige Verdichtung mit weitgehender Rarefizierung des Knochengewebes alterniert. Dementsprechend sieht man am Röntgenbild eine eigenartige, mosaikähnliche Fleckung. Neben osteoporotischen, lichtdurchlässigen Stellen finden sich dichtere Partien und lichtundurchlässige Flecken, deren Größe meist etwa der Größe von Kirschkernen entspricht, doch können durch Konfluenz mehrerer derartiger Flecken auch größere Inseln verdichteten Gewebes entstehen. Die Zahl der eben beschriebenen Inselknochen ist recht variabel; sie können entweder vereinzelt in größeren Abständen voneinander stehen oder aber so gehäuft sein, daß zwischen ihnen nur wenige durchlässige Partien mehr erkennbar sind. Die Gefäßfurchen der Innenfläche des Schädeldaches können als auffallend breite und tiefe Furchen erkennbar sein.

Die S c h ä d e l b a s i s zeigt bei allen Fällen von Pagetscher Schädelerkrankung mehr oder minder hochgradige, an transversalen Röntgenaufnahmen deutlich erkennbare Formveränderungen. Die charakteristischeste Veränderung findet sich im Bereich der hinteren Schädelgrube, deren Konturen nicht mehr einem Halbrund entsprechen, vielmehr ist die Pars basilaris und condyloidea abgeflacht oder gar gegen das Schädelinnere konvex vorgedrängt, so zwar, daß sie in Form einer Knickung in die Pars squamosa übergeht. Der Winkel, welchen der Clivus mit dem Planum sphenoidale bildet, ist wesentlich vergrößert und kann nahezu ein gestreckter sein (Regnaults Platybasie, Léris Convexobasie). Die der mittleren und vorderen Schädelgrube entsprechenden Wölbungen pflegen abgeflacht zu sein. Die Sella turcica erscheint seicht und eckig. Die Struktur der Schädelbasis pflegt weit geringere Veränderungen aufzuweisen als das Schädeldach. Die Dicke der sie zusammensetzenden Knochen kann jedoch gleichfalls vermehrt sein. Ferner spricht die Tatsache, daß Formveränderungen der Schädelbasis stets nachweisbar sind, für das Vorhandensein von Strukturveränderungen der Schädelbasis, so zwar, daß dieselbe unter dem Einfluß der Belastung gegen das Schädelinnere gedrängt werden kann. Bei höheren Graden von Hyperostose im Bereich der Schädelbasis können auch die Gefäß- und Venenkanäle derselben eine beträchtliche Formveränderung und Verengung erfahren.

Das Gesichtsskelett zeigt meist keine Veränderungen. Die Pagetsche Ostitis pflegt auch nicht alle Teile des Craniums gleichzeitig zu befallen. Es können vielmehr einzelne Teile vorwiegend oder ausschließlich von der Erkrankung ergriffen sein. Die Schädelaffektion bei der Pagetschen Erkrankung ist entweder Teilerscheinung einer Systemerkrankung des Gesamtskelettes oder die Schädelveränderungen sind die einzige Manifestation der Affektion bei normalem Befund im Bereich des übrigen Skeletts.

Bezüglich der Pathogenese der Pagetschen Krankheit läßt sich derzeit nichts Bestimmtes angeben. Lannelongue und Fournier fassen sie als luetische Erkrankung des Skelettes auf, insbesondere auch im Hinblick auf die gelegentlich beobachtete günstige Wirkung spezifischer Therapie. Paget beschrieb die Kombination von Ostitis deformans mit Tumoren. Millian führt eine ganze Reihe ätiologischer Momente an, wie Osteomalacie, vaskuläre Veränderungen, exogene Intoxikationen, glanduläre Insuffizienz, nervöse Einflüsse, Syphilis. Die Erkrankung befällt vorwiegend das höhere Lebensalter; vor dem 5. Lebensdezennium ist sie kaum jemals beobachtet worden.

Die klinischen Erscheinungen bei Pagetscher Erkrankung des Schädels sind wohl zum größten Teil auf die Veränderungen im Bereich der Schädelbasis zurückzuführen, insbesondere Kopfschmerzen, Sehstörungen und Symptome von seiten des Gehörorgans (Schwerhörigkeit, Schwindel und Ohrensausen). Die exzentrische Hyperostose und die Strukturveränderung des Schädels verursacht allmähliche Zunahme des Kopfumfanges und Änderung seiner Gestalt, führt zur Entstellung und veranlaßt den Patienten zur Wahl stets größerer Kopfbedeckungen. Die Änderung der Dichte des Knochens verrät sich durch Veränderung des Perkussionsschalles; derselbe nimmt tympanitischen Charakter an.

Groß faßt die klinischen Folgeerscheinungen bei Pagetscher Erkrankung in drei Punkten zusammen: 1. Lähmungs- und Reizerscheinungen von seiten der in der hinteren Schädelgrube austretenden Gehirnnerven und von seiten der obersten Spinalnerven. 2. Symptome eines raumbeschränkenden Prozesses der hinteren Schädelgrube; durch die Elevation des Bodens der hinteren Schädelgrube wird das Kleinhirn gegen das Tentorium gepreßt und hiedurch der Aquaeductus Sylvii verlegt. 3. Symptome von Kompression der Medulla oblongata. Am Nervensystem sind anatomisch keine für die Ätiologie der Erkrankung verwertbaren Veränderungen nachweisbar. K o c h fand eine Abflachung der Hirnwindungen, das Gehirn plattgedrückt, die Kleinhirnhemisphären auf eine Höhe von $2^1/_2$ cm reduziert. Die medialen Abschnitte der Schläfenlappen sind infolge Verdickung des Felsenbeines ausgehöhlt, die Brücke stark abgeplattet. Von der unteren Fläche des Kleinhirns erstrecken sich lappenförmige Fortsätze in das Hinterhauptloch, das Chiasma ist stark abgeplattet, die Hirnnerven sind normal, die basalen Hirnarterien sklerosiert.

Gelegentlich kann auch die O s t e o m a l a c i e der Pagetschen Erkrankung ähnliche Bilder erzeugen.

K a u f m a n n beschreibt bei O s t e o m a l a c i e eine lebhafte Anbildung von Osteoidgewebe neben dem Schwund des alten Knochens, wodurch sich an einzelnen Skeletteilen, wenn auch selten an dem platten Schädelknochen, ein feinporiges, dichtes, bimssteinartiges Gefüge bilden kann, dadurch kommt es zu innerer Verdichtung des Knochens, die oft verbunden ist mit Osteoporose. Bei der Heilung der O s t e o m a l a c i e kann demnach (ähnlich wie bei der Rachitis) ein sklerotisches Gefüge der Knochen resultieren.

Röntgenbefunde des Kopfes bei Pagetscher Krankheit wurden bereits zu wiederholten Malen publiziert, so von G l ä s s n e r, K u t s c h a, S c h ü l l e r, G r o s z. Im Falle von G l ä s s n e r fand sich eine Verdickung bis zu 30 mm, die Lamina externa und interna waren intakt. Zwischen beiden sah man gewucherte, neugebildete Knochensubstanz. K u t s c h a konstatierte gleichmäßige Dickenzunahme des Schädeldaches und ungleichmäßige Schattendichte, da kalkärmere Inseln zwischen kalkhältigen Knochen eingestreut waren.

Wir verfügen über die Röntgenogramme von 21 Fällen typischer Pagetscher Erkrankung des Schädels. Die Mehrzahl derselben sind anatomische Präparate; in einem Falle konnte die intra vitam vorgenommene Untersuchung durch die Röntgenaufnahme, welche nach dem Tode am skelettierten Schädel vorgenommen wurde, ergänzt werden.

Mit geringen Ausnahmen zeigten unsere Fälle Ausbreitung des Krankheitsprozesses über den ganzen Schädel, nur selten erschienen einzelne Teile des Schädels normal. Im Bereich des übrigen Skelettes konnten fast niemals Knochenveränderungen nachgewiesen werden. In der weitaus überwiegenden Mehrheit unserer Fälle handelte es sich um Individuen des 6. bis 8. Lebensdezenniums.

1. Fall: P a g e t s c h e E r k r a n k u n g d e s S c h ä d e l s b e i e i n e r 55 j ä h r i g e n F r a u. (Siehe Tafel I, Fig. 1.)

Schädeldach von dolichokephalem Typus, hochgradig verdickt, bis zu 30 mm; die äußeren Teile der Schädelkapsel zeigen hochgradige Osteoporose, die inneren Anteile sind verdichtet, und zwar in Form von sklerotischen Lamellen und linsen- bis bohnengroßen Herden, welche im Bereich des Stirnbeines zu einer tumorartigen Masse zusammenfließen. Die Schädelbasis zeigt plumpe Formen, atrophische Struktur und eine hochgradige Deformierung im Sinne einer Impression der hinteren Schädelgrube.

2. Fall: S c h ä d e l e i n e r 70 j ä h r i g e n F r a u m i t g e n e r a l i s i e r t e r P a g e t s c h e r K r a n k h e i t. (Krankenhaus der Stadt Wien.)

Klinischer Befund: Vergrößerung des Kopfes, des Brust- und Schlüsselbeines. Tod an Pneumonie.

Die intra vitam, 2 Jahre vor dem Tode, vorgenommene Röntgenuntersuchung ergibt: Schädeldach oblong. Dicke des Schädels von hinten nach vorne zunehmend, bis zu 15 mm. Lamina externa papierdünn, Lamina interna mehrere Millimeter dick. Die Diploe zeigt nach außen zunehmende Osteoporose. Keilbeinhöhle sehr groß, Sella flach, die Gegend des Hinterhauptloches gegen das Innere eingedrückt. (Siehe Fig. 23.)

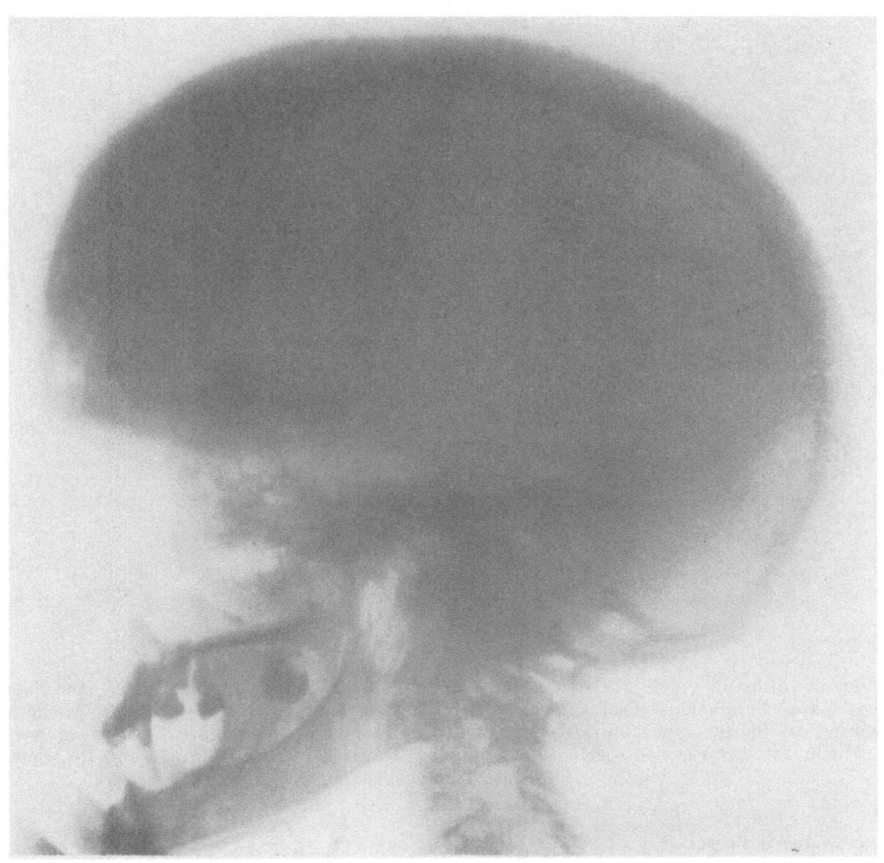

Fig. 23.

Transversale Kopfaufnahme: Schädeldach im vorderen Anteile mächtig, im hinteren Anteile mäßig verdickt, Osteoporose der äußeren, Verdichtung der inneren Partien des Schädeldaches, unscharfe Konturierung der basalen Schädelanteile.

Die im nächsten Jahre gemachte Aufnahme zeigt keine wesentliche Veränderung, höchstens hat die basilare Impression, beziehungsweise die Streckung des sphenoidalen Winkels etwas zugenommen. Die nach dem einige Monate später erfolgten Tode gemachte Aufnahme zeigt eine wesentliche Veränderung des Schädels. Im Bereich des rechten Stirnbeines findet sich eine tumorartige Hyperostose, welche nach außen hin das Niveau der Umgebung nur wenig überragt, während sie nach innen zu 3 cm über das Niveau vorragt. Die linke Seite des Stirnbeines hat eine Dicke von 25 mm und ist ebenso wie der übrige Schädel osteoporotisch mit ziemlich zahlreichen sklerotischen Inseln, während die tumorartige Hyperostose der rechten Seite fast durchwegs sklero-

tisch ist. Der Rahmen des Hinterhauptloches ist sehr beträchtlich gegen das Schädelinnere vorgedrängt. Die Öffnungen der Schädelbasis sind nicht gut erkennbar. Venenfurchen spärlich. Nähte nicht erkennbar. (Siehe Fig. 24.)

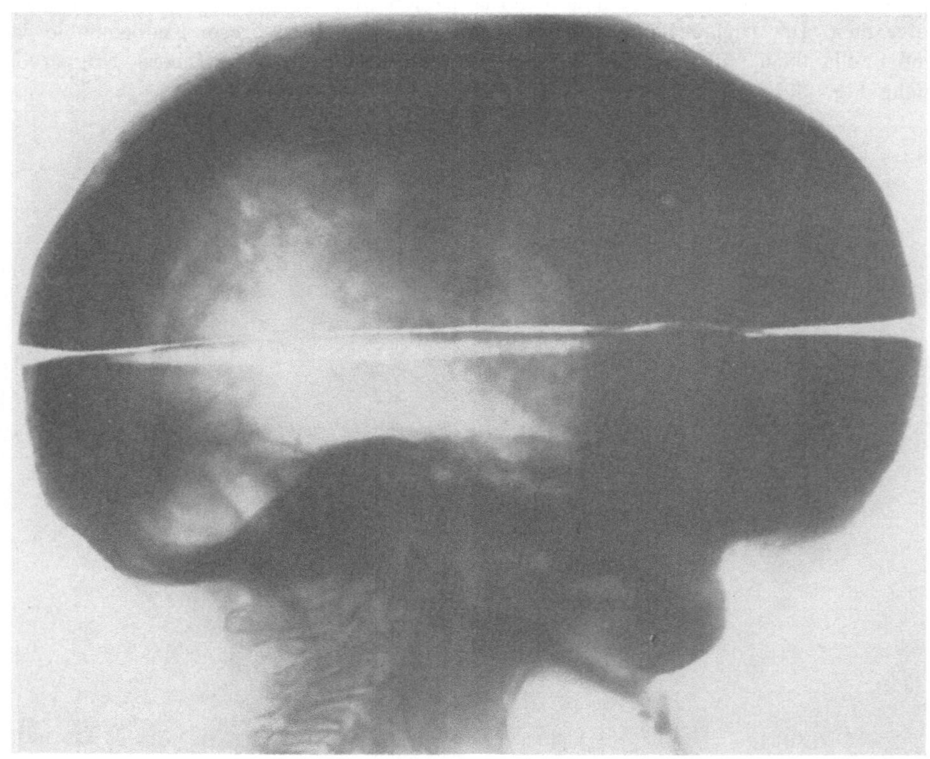

Fig. 24.

Transversale Aufnahme des Schädelskelettes des in Fig. 23 dargestellten Falles, post mortem
(2 Jahre später) untersucht. Schädeldach in der Längsausdehnung stark vergrößert; hochgradige
Verdickung des Schädeldaches in allen seinen Teilen, besonders im Stirnbein; geringgradige Ausprägung von osteoporotischen Inseln; Verplumpung der basalen Schädelanteile und Deformierung
derselben (Konvexobasie).

3. Fall: Schädelkalotte einer 74jährigen Frau mit Pagetscher
Krankheit. (Pathologisches Institut des Krankenhauses der Stadt Wien.)

Auszug aus der Krankengeschichte: Arteriosklerose, Karzinom der Harnblase.

Schädeldach an der horizontalen Schnittfläche bis zu 22 mm (in der Mitte des
Stirnbeines), sonst durchschnittlich 15 mm dick, Lamina interna bis zu 3 mm, Lamina
externa von 1·5 mm bis zu 5 mm, beide Laminae ziemlich kompakt. Die dazwischen-
liegende Diploe zeigt am Röntgenbild ein hochgradig osteoporotisches Gefüge, innerhalb dessen linsen- bis kirschkerngroße, runde Verdickungen erkennbar sind. Dieselben sind gegen das Stirnbein zu zahlreicher und konfluieren stellenweise zu größeren
Flecken. An der Innenfläche sind die Venenfurchen der Sinus sphenoparietales tief ein-
gegraben; die sonstigen Venenfurchen sind spärlich und dünn. (Siehe Fig. 25.)

4. Fall: Schädelbasis einer 71jährigen Frau mit Pagetscher
Erkrankung. (Siehe Fig. 26 und 27.)

Das Schädeldach zeigt eine diffuse Verdickung bis zu 10 mm. Seine Struktur
erscheint am transversalen Röntgenbilde stellenweise porotisch und ist im übrigen grob-

maschig spongiös. Die Schädelbasis ist in charakteristischer Weise deformiert, der Basalwinkel beträchtlich vergrößert, die Unterschuppe des Hinterhauptbeines ist nahezu spitzwinkelig gekrümmt, die Sella turcica erscheint auffällig flach.

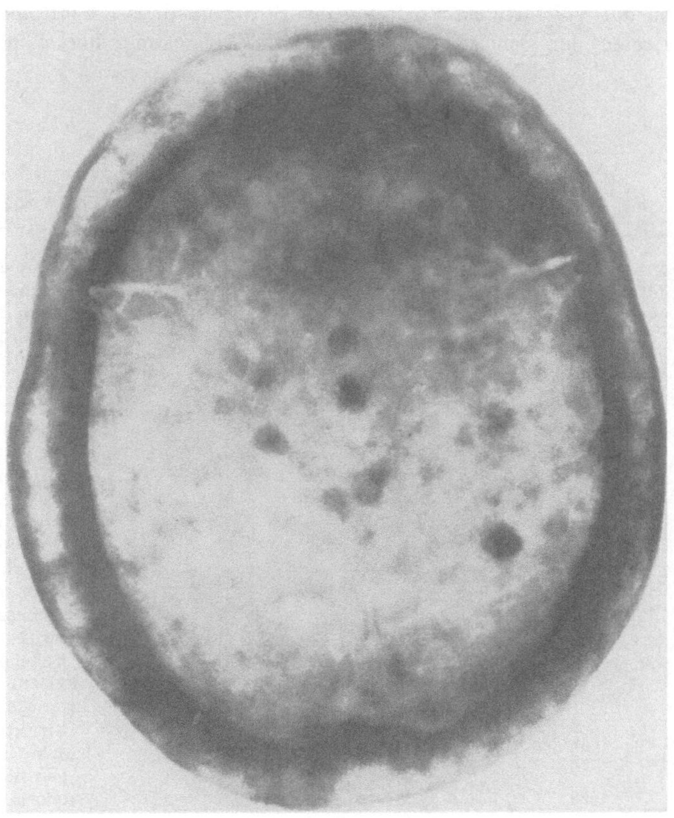

Fig. 25.

Axiale Aufnahme einer Schädelkalotte mit Pagetscher Krankheit: Gleichmäßige Verdickung der Schädelwand, Verbreiterung der inneren und äußeren Lamelle, ausgedehnte Osteoporose der zwischenliegenden Diploe; spärliche osteoporotische Inseln im hinteren Schädelanteil, reichliche im vorderen Anteil.

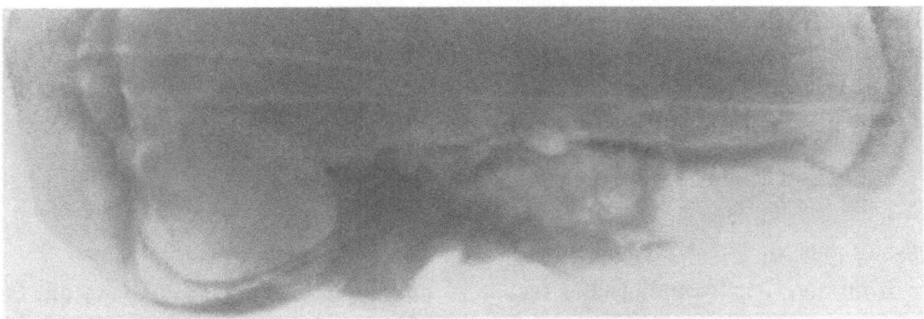

Fig. 26.

Transversale Aufnahme des Schädelbasisskelettes eines Falles von Pagetscher Krankheit: Geringe Strukturveränderung, Streckung des Sphenoidalwinkels, Knickung der Hinterhauptschuppe, Verdickung der angrenzenden Teile des Schädeldaches.

5. Fall: S c h ä d e l e i n e s 73 j ä h r i g e n M a n n e s m i t P a g e t s c h e r K r a n k-
h e i t. (Krankenhaus der Stadt Wien.)

Klinisch: Arteriosklerose, Epilepsie.

Der Schädel zeigt eine eigenartige Deformation. Der Horizontalschnitt ist annähernd kreisrund mit wulstartigem Vortreten der Stirngegend. Der Sagittalschnitt zeigt
auffallendes Vortreten der Scheitelhöhe und starke Abflachung der Lambdagegend.

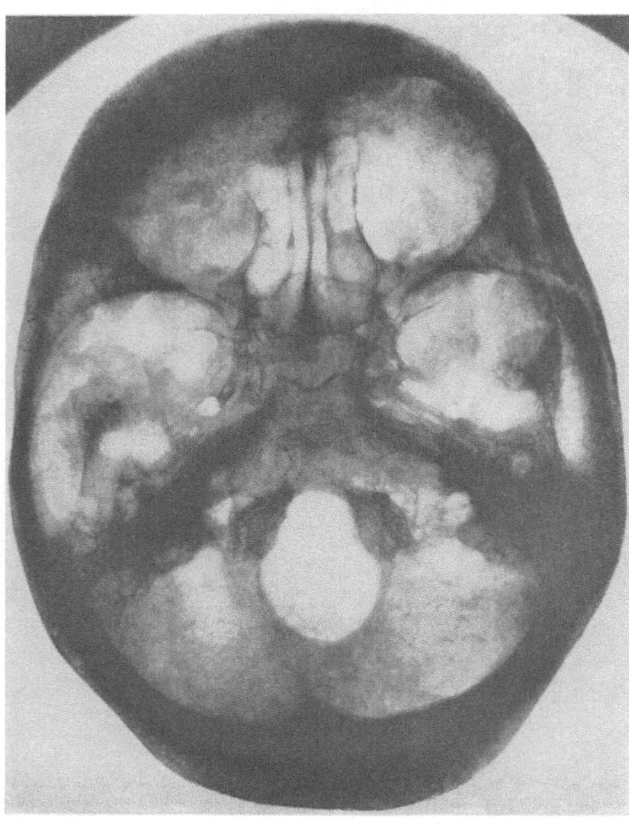

Fig. 27.

Axiale Auf-
nahme der
Schädelbasis
des in Fig. 26
dargestellten
Falles von
Pagetscher
Krankheit:
Verdickung
im Bereiche
des Stirn-
beines der
linken Seite;
fleckige
Osteoporose
der basalen
Schädel-
knochen;
Felsenbeine
von dichter
Struktur;
basale Öffnun-
gen nicht
deformiert.

Dicke des Schädeldaches 12 mm, Lamina externa und Lamina interna papierdünn,
meist nicht mehr gut abgegrenzt. Struktur spongiös mit Einlagerung von typischen
sklerotischen Inseln, Venenfurchen breit und zahlreich. Die Schädelbasis zeigt einen
annähernd gestreckten Sphenoidal-Winkel. Alle Teile sind wulstig verdickt, von
spongiösem Gefüge. Sella turcica flach, viereckig, Stirnhöhle groß, Keilbeinhöhle fehlend.
Die Schuppe des Hinterhauptes bildet einen rechten Winkel.

6. Fall: S c h ä d e l e i n e s 69 j ä h r i g e n M a n n e s m i t P a g e t s c h e r
K r a n k h e i t.

Auszug aus der Krankengeschichte: Chronischer Gelenksrheumatismus.

Horizontaler Umriß rund, Dicke rechts 12 mm, links 8 mm, größte Dicke am Scheitel
25 mm; Lamina externa nicht mehr erkennbar, Lamina interna sehr breit und dicht.
Nach außen hin wird der Knochen spongiös, doch wechseln dichte sklerotische mit
osteoporotischen Stellen fast regelmäßig ab. Gefäßfurchen reichlich und breit. Schädelbasis zeigt deutliche Streckung des Basalwinkels. Dorsum sellae plump, basale Löcher
von annähernd normaler Größe. Labyrinthkapsel dicht.

7. Fall: S c h ä d e l e i n e r 71jährigen F r a u m i t P a g e t. (Krankenhaus der Stadt Wien.)

Klinischer Befund: Seniler Marasmus.

Der Horizontalschnitt des Schädels zeigt oblonge Form, eine Dicke bis zu 12 mm, Lamina externa und interna papierdünn.

Die axiale Röntgenaufnahme zeigt die Öffnungen der Schädelbasis nicht verändert. Foramen ovale links länglich, rechts kreisrund, Foramen spinosum links größer als

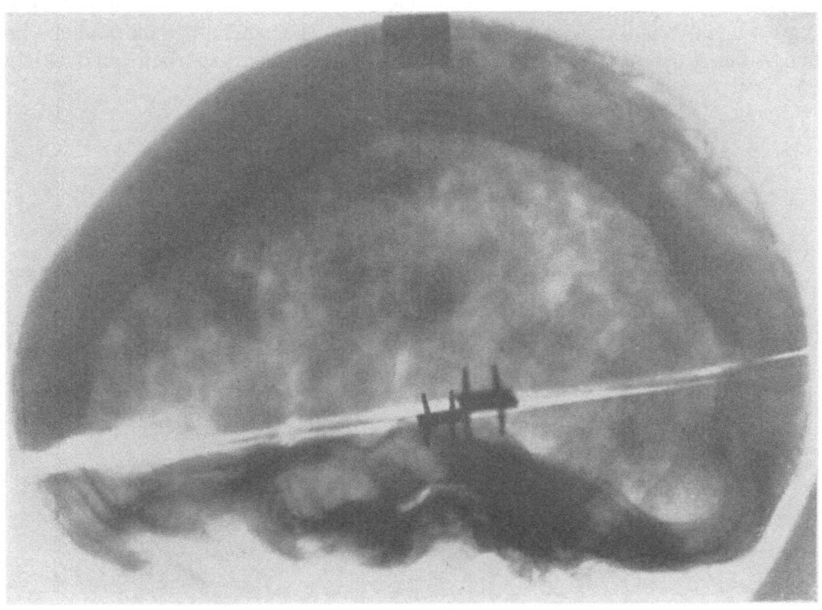

Fig. 28.

Transversale Aufnahme eines Schädels mit Pagetscher Krankheit: Diffuse Hyperostose des Schädeldaches mit Verdichtung und Verdickung der Lamina interna, Osteoporose der äußeren Schädelpartien, Verbreiterung der Gefäßkanäle des Schädeldaches. Struktur der Schädelbasis wenig verändert; Basalwinkel gestreckt; Knickung der Hinterhauptschuppe.

rechts; Furche der Arteria meningea 3 mm breit, anscheinend gemeinsam mit der der Vene. Labyrinthkapsel dicht, pneumatische Räume wenig entwickelt.

Die seitliche Schädelaufnahme zeigt Vergrößerung des Basalwinkels, Abflachung und kantige Form der Sella, sowie Winkelbildung zwischen Schuppe und Pars condyloidea des Hinterhauptbeines. Die Knochen der Basis sind nicht verdickt. Im Bereich des Schädeldaches ist die Furche des Sinus sphenoparietalis links tief; Nähte nicht mehr erkennbar; stark spongiöse Struktur mit vereinzelten sklerotischen Inseln, insbesondere einer großen Insel von rundlicher Gestalt mit 2 cm Durchmesser am oberen Ende des Sinus sphenoparietalis.

8. Fall: S c h ä d e l e i n e r 69jährigen F r a u m i t P a g e t s c h e r K r a n k h e i t. (Krankenhaus der Stadt Wien.)

Klinischer Befund: Arteriosklerose.

Schädeldach in allen Dimensionen vergrößert, bis zu 3 cm verdickt. Außen- und Innenfläche glatt; Lamina externa dünn, Lamina interna 5 mm dick; Spongiosa osteoporotisch, jedoch vielfach von verdichteten Inseln durchsetzt, die scharf begrenzt sind und kreisrunde Konturen aufweisen; ihre Größe variiert von Linsen- bis zu Kirschkerngröße. Venenfurchen breit und tief, ebenso die Arterienfurchen. Schädelbasis nicht wesentlich verdickt, jedoch stark deformiert. Sella turcica flach; Dorsum sellae nicht erkennbar. (Siehe Fig. 28.)

9. Fall: Schädelkalotte einer 65jährigen Frau mit Pagetscher Krankheit. (Krankenhaus der Stadt Wien.)

Klinisch: Arteriosklerose. Obduktionsbefund: Chronische Lungentuberkulose. Darmtuberkulose.

Schädeldach länglich, entsprechend den Tubera frontalia stark vorgebaucht; an diesen Stellen bis zu 40 mm verdickt, besonders infolge wulstiger Vorsprünge der Innenfläche. Im übrigen wechselnde Dicke von 4 mm bis zu 15 mm. Lamina externa 1·5 mm bis 6 mm dick, Lamina interna meist mehrere Millimeter dick, die Spongiosa am Röntgenbild von teils zartem, teils grobem Gefüge mit zahlreichen linsen- bis kirschengroßen, osteosklerotischen Inseln. Gefäßfurchen spärlich und klein. (Siehe Fig. 29.)

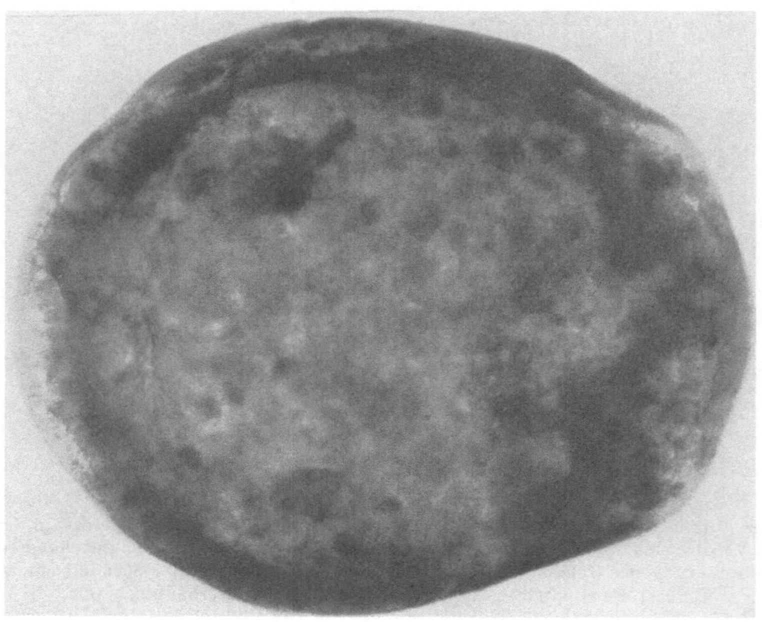

Fig. 29.

Axiale Aufnahme der Schädelkalotte eines Falles von Pagetscher Krankheit mit frontalen Enostosen: Ungleichmäßige Verdickung der Schädelwand, am geringsten in der Schläfengegend, am stärksten an den Stirnbeinen; fleckige Osteoporose und einzelstehende wie auch gruppierte sklerotische Inseln.

10. Fall: Schädelkalotte einer 69jährigen Frau mit Pagetscher Erkrankung des Kopfes. (Krankenhaus der Stadt Wien.)

Klinischer Befund: Emphysem.

Der Horizontalschnitt zeigt beträchtliche Dicke (bis zu 12 mm). Lamina externa nicht zusammenhängend, Lamina interna papierdünn. Am Röntgenbild: Struktur spongiös, Nähte nicht erkennbar, Venen spärlich; rundliche und netzförmige Inseln von sklerotischem Knochen.

11. Fall: Schädel einer 69jährigen Frau mit Pagetscher Krankheit. (Pathologisches Institut des Krankenhauses der Stadt Wien.)

Klinische Diagnose: Arteriosklerose.

Schädeldach groß, bis zu 15 mm verdickt. Seine Struktur zeigt am axialen Röntgenbild Osteoporose neben osteosklerotischen Inseln. Die basalen Öffnungen zeigen keine Größenveränderung; deutliche Konturierung der Labyrinthkapsel gegen die stark spongiöse Struktur des umgebenden Felsenbeines. Das Hinterhauptloch erscheint queroval, nach vorne durch die vortretenden Processus condyloidei flaschenförmig verengt. (Siehe Fig. 30.)

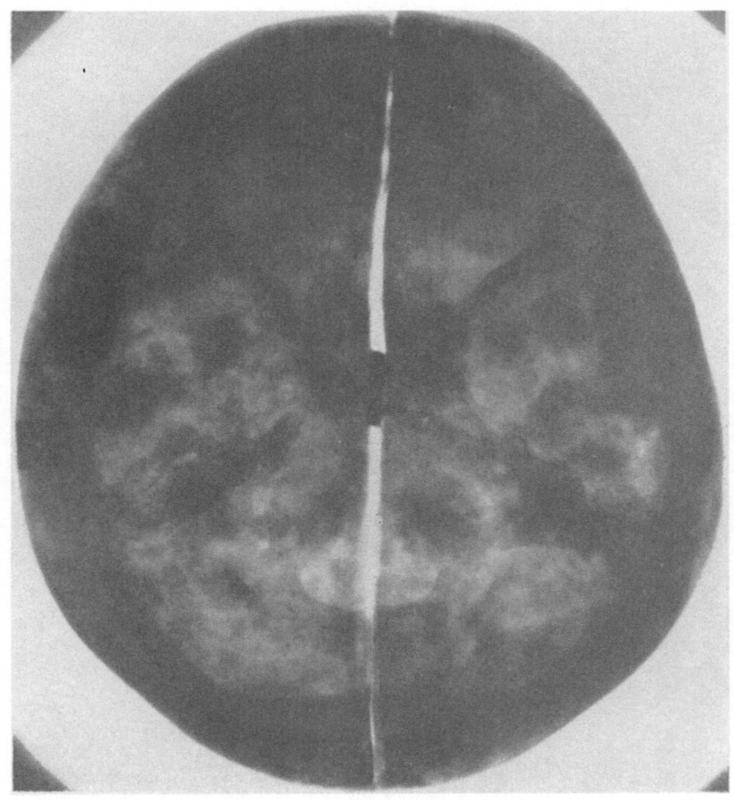

Fig. 30.

Axiale Aufnahme eines Schädels mit Pagetscher Krankheit: Diffuse Verdickung des Schädeldaches mit osteoporotischen und osteosklerotischen Flecken; Konturen der Schädelbasis wenig verändert; basale Öffnungen nicht verengt.

12. Fall: Ostitis deformans des Schädels bei einem 17 jährigen Mädchen. (Siehe Fig. 31.)

Klinisch: Zwergwuchs. Hochgradige Osteoporose des ganzen Skelettes, ausgedehnte Defekte der Wirbel- und Beckenknochen, multiple Zysten und Spontanfrakturen der Extremitätenknochen. Die Röntgenuntersuchung des Kopfes ergibt: Hydrokephale Vergrößerung des Cranium mit diffuser Verdickung desselben, osteoporotische Inseln von Linsen- bis Dattelgröße, dazwischen sklerotische Herde in Form von Streifen und Netzen, Schädelbasis in leichtem Grade gegen das Schädelinnere emporgedrängt, Basalwinkel gestreckt, Boden der Sella turcica flach, eckig, Dorsum sellae kurz.

Dieser Fall, welcher von Eppinger in der Gesellschaft der Ärzte (Sitzung vom 22. Februar 1924) demonstriert wurde, ist dadurch bemerkenswert, daß im Bereich des

Schädels bei einem jugendlichen Individuum jene Veränderungen vorhanden sind, welche sonst fast nur bei Ostitis deformans von älteren Individuen beobachtet wurden.

Bemerkenswert erscheint ferner, daß im Bereich des übrigen Skelettes keine hyperostotischen, sondern bloß ausgedehnte porotische Skelettveränderungen vorhanden sind.

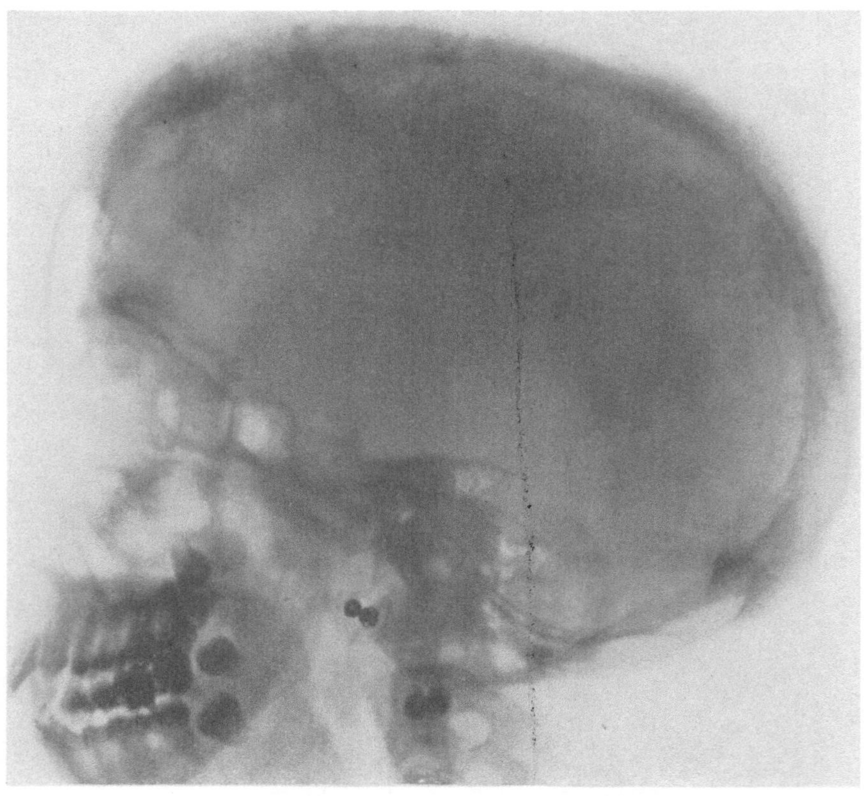

Fig. 31.

Transversale Kopfaufnahme: Diffuse Verdickung des Schädeldaches mit ausgedehnten osteoporotischen und spärlichen sklerotischen Herden, leichter basilarer Impression und seichter, eckiger Sella.

V. Leontiasis ossea.

Als Leontiasis ossea bezeichnet man seit V i r c h o w die höchsten Grade von Schädelhyperostose, wobei der Schädel eine kolossale, mehrere Kilogramm schwere, unförmige Knochenmasse darstellt, deren Oberfläche knollige, flache Wülste zeigt, wobei die Hohlräume im Innern des Schädels durch Knochenwucherungen erfüllt sind.*) Die Knochenanbildung kann sowohl an der inneren wie an der äußeren Fläche des Schädels einsetzen und zeigt einen langsam progredienten Verlauf.

Klinisch besteht (außer der Entstellung) infolge Verengerung der Schädelhöhle, der Orbita, Nasen-, Rachen- und Mundhöhle, sowie der Nervenkanäle**) ein schweres Bild, das sich vorzugsweise in Schmerzen, psychischen Anomalien, Epilepsie, Seh-, Gehör- und Geruchstörungen äußert. Zuweilen ist die Schädelhyperostose mit allgemeinem Riesenwuchs kombiniert. Das R ö n t g e n b i l d zeigt auffallend dichte Knochenschatten von diffuser und homogener Beschaffenheit mit allmählichem Übergang in den gesunden Knochen der Nachbarschaft. Die genannte Form von Schädelhyperostose ist teils als Produkt einer entzündlichen Reizung, teils als Neubildung aufzufassen und entwickelt sich anscheinend zuweilen im Anschluß an öfters wiederkehrende Kopferysipele, an Infektionskrankheiten, Influenza, Lues oder nach Traumen, sowohl akuten wie chronischen. Nach F r a n g e n h e i m, R a m i j e a n und anderen Autoren beginnt die Leontiasis ossea bereits im Kindesalter.

Der Verlauf der Leontiasis ossea gestaltet sich meist derart, daß der Beginn der Erkrankung unbemerkt bleibt. Das erste Symptom pflegt in Verstopfung der Nase zu bestehen, sodann tritt Verlust des Geruchsinnes, Verdrängung des Augapfels, Sehstörung, Kopfschmerz und Gesichtsneuralgie auf. Im letzten Stadium bestehen Konvulsionen und Lähmungen, schließlich Geisteskrankheit. Neben diesen letal verlaufenden Fällen gibt es auch leichtere Formen mit Stillstand des Prozesses.

Die Leontiasis tritt stets im Kindesalter auf, anscheinend bereits manchmal intrauterin. Man hat sie als eine Trophoneurose aufgefaßt infolge Störung des Sympathicus oder des Zentralnervensystems (z. B. Syringomyelie). Es dürfte sich jedoch um eine

---

*) S t e r n b e r g unterscheidet eine diffuse Hyperostose (und Sklerose) des Cranium (nebst Hyperplasie der Gesichtsknochen) von der tumorartigen Hyperostose, jener Form, wo auf dem Boden einer meist geringfügigen, diffusen Hyperostose mehr oder minder scharf abgegrenzte Knochentumoren von spongiösem Gefüge sich erheben.

**) H a l l e behauptet, daß die Öffnungen der Schädelbasis erweitert oder verengert sein können.

3*

chronische deformierende System-Erkrankung des Skelettes handeln, nach der Art der Pagetschen Erkrankung und Akromegalie. In einzelnen Fällen wurden Anomalien der Sella turcica festgestellt. Übrigens scheinen Kombinationen von Leontiasis mit Akromegalie und Riesenwuchs vorzukommen, beziehungsweise Übergänge zwischen Leontiasis und Paget. Die Lokalisation der Leontiasis im Bereich des Kopfes dürfte sich daraus erklären, daß im Kindesalter chronische Infektionen des Nasopharynx häufig sind. Die Entwicklung der Zähne und der Sinus in den Kiefern dürfte auch einen Grund abgeben für die Veränderung gerade an dieser Stelle.

Ramijean, in dessen Monographie die Literatur der Leontiasis ausführlich besprochen wird, meint, daß die Diagnose der Leontiasis ossea im Anfang selten

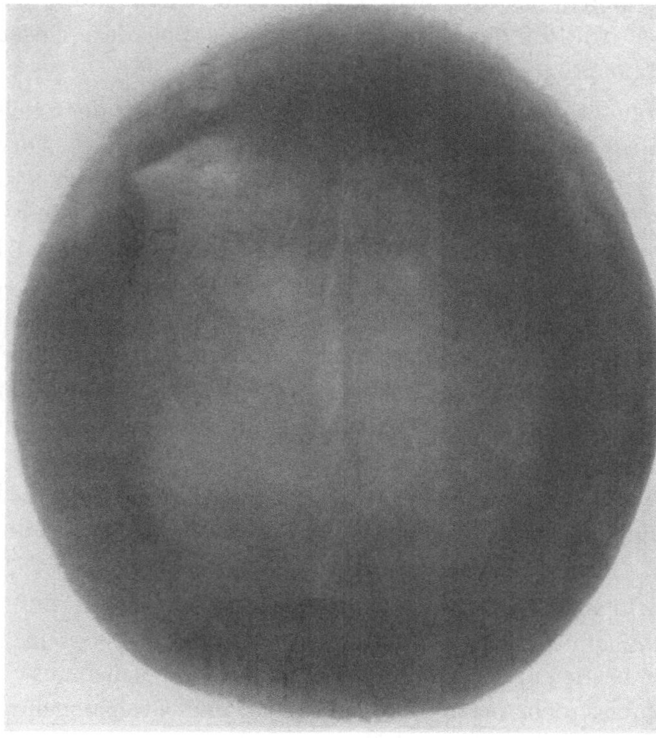

Fig. 32.

Axiale Aufnahme einer Schädelkalotte mit diffuser hochgradiger, vorwiegend konzentrischer Hyperostose.

gestellt wird, zumal sie eine seltene Erkrankung ist. Zu Beginn, wenn sie auf die Knochen des Gesichtes, zuweilen auf einzelne Knochen desselben beschränkt ist, meistenteils den Oberkiefer, vermutet man oft andere Krankheiten dieser Lokalisation. Am häufigsten geben die Oberkiefertumoren, speziell die Knochentumoren desselben, insbesondere das doppelseitige Oberkieferosteom Gelegenheit zur Verwechslung mit Leontiasis.

Unter den zahlreichen, uns zur Verfügung gestellten Fällen von Schädelverdickung möchten wir bloß zwei in die Gruppe der Leontiasis ossea einreihen. Der 1. Fall betrifft den berühmten Ilg-Gruberschen Schädel der Prager Sammlung, dessen Röntgenogramm unseres Wissens bisher nicht veröffentlicht wurde. Der 2. Fall betrifft einen erst im Beginn der Erkrankung stehenden Fall, so zwar, daß die Diagnose nicht mit Sicherheit gemacht werden kann.

1. Fall: Schädelkalotte des „Ilg-Gruberschen Falles". (Siehe Fig. 32.)

Die Dicke des Schädeldaches beträgt durchschnittlich 3 cm; seine Struktur zeigt eine gleichmäßig dichte Beschaffenheit; osteoporotische oder osterosklerotische Inseln sind nirgends erkennbar.

2. Fall: Beginnende Leontiasis bei einem 21jährigen Mädchen. (Siehe Tafel II, Fig. 1.)

Familien-Anamnese belanglos; frühere Erkrankungen hat die Patientin nicht mitgemacht. Vor zwei Jahren angeblich stumpfes Trauma des Kopfes. Seit einem Jahr Kopfschmerzen, besonders in der Stirne. Hie und da Ohrensausen, Wassermann negativ, Augenbefund normal.

Die Inspektion und Palpation ergibt im Bereich der Mitte des Stirnbeines sowie in der Gegend der rechten Kranznaht je eine kindhandtellergroße, flache Vorragung von knochenharter Beschaffenheit, von normaler, gut verschieblicher Haut bedeckt. Diesen Stellen entsprechend zeigt das Röntgenbild eine allmählich, ohne scharfe Grenze in die normale Umgebung übergehende Knochenverdickung mit glatter Oberfläche und spongiöser Struktur. Das Röntgenbild zeigt ferner eine die Gegend der rechten Hälfte des Keilbeines betreffende Verdickung und Verdichtung. Endlich findet sich eine kindsfaustgroße Knochengeschwulst im Bereich des Angulus mandibulae rechts.

VI. Ostitis fibrosa (Recklinghausen).

Zur fibrösen Ostitis rechnet man jene Formen umschriebener Schädelverdickung, welchen neben geschwulstartigen Knochenbildungen auch Formationen von fibrösem Markgewebe und zystenähnlichen Hohlräumen zugrunde liegen. Sie ist entweder ausschließlich am Schädel lokalisiert oder es finden sich gleichzeitig Herde im Bereich des übrigen Skelettes. Die Lieblingslokalisation der Erkrankung am Schädel scheint die Stirn- und Schläfengegend zu sein, von wo sie auf die Stirn-, Joch- und Scheitelbeingegend überzugreifen pflegt. In der am häufigsten befallenen Gegend, in der Schläfenregion, findet sich entweder ein flachumschriebener Tumor oder eine mehr gleichmäßige Vorwölbung. Das Alter der beobachteten Fälle schwankte zwischen dem 6.—28. Jahre; der Beginn reicht stets in das erste Dezennium zurück. Neben Kopfschmerzen, die bald einseitig, bald allgemein sind, als „Ziehen“ beschrieben wurden und mit fortschreitendem Leiden an Heftigkeit zunehmen, sind es Sehstörungen und Doppelbilder, worüber die Patienten klagen.

Der Knochen ist im erkrankten Bezirk leicht zu schneiden und zu meißeln, selten ist er derb sklerotisch. Lamina externa und interna sind kaum zu erkennen; wenn sie vorhanden sind, zeigen sie normale Breite, der Raum der Diploe ist mit einem dichtgefügten spongiösen Knochen, der stellenweise eburneiert ist, erfüllt. Daneben finden sich bindegewebige Herde von wechselnder Ausdehnung, bei einigen Fällen auch noch Zysten von verschiedener Größe, die mit einem klaren oder hämorrhagischen Inhalt gefüllt sind.

B o i t beschreibt eine starke Verdrängung und Abplattung des Gehirnes im Bereich der erkrankten Schädelabschnitte, doch erfolgt die Schädelwucherung in der Hauptsache nach außen; Drucksymptome fehlen daher zumeist.

Die von R e c k l i n g h a u s e n gegebene Beschreibung der g e n e r a l i s i e r t e n Ostitis fibrosa weicht nicht ab von der für die Pagetsche Ostitis deformans geltenden Auffassung (K a u f m a n n), dagegen bieten die als z i r k u m s k r i p t e Ostitis fibrosa des Schädels beschriebenen Fälle ein charakteristisches Bild dar.

Diagnostisch kommt hauptsächlich der r ö n t g e n o l o g i s c h e Nachweis von zystischen Hohlräumen innerhalb der Knochenverdickung in Betracht.

Abgesehen von den bei Ostitis deformans vorkommenden und den durch Zerfall von Tumoren entstehenden Zysten*) kommen im Bereich des Schädels nur Echinokokkuszysten zur Beobachtung. Dieselben sitzen zwischen den beiden Knochentafeln, wobei die äußere Lamelle verdünnt, die innere verdickt sein kann.

---

*) M i k u l i c z bezeichnet die Knochenzysten mit Sarkomstruktur, welchen der Charakter maligner Geschwulstbildung mangelt, als eine eigenartige Störung des im Wachstum befindlichen Knochens, für welche er den Namen Osteodystrophia cystica vorschlägt.

Von therapeutischen Erfolgen liegen bisher fast nur einige günstige Operationsresultate vor. Boit und Dreyer sind, trotzdem sie ein Rezidiv nach der Operation gesehen haben, der Ansicht, daß die Operation stets durchgeführt werden soll, selbst wenn sie nicht radikal ausgeführt werden kann und nur einen palliativen Eingriff darstellt.

Wrede beschreibt zwei Fälle von Ostitis fibrosa cystica des Schädels. Der erste Fall betrifft einen 28jährigen Mann mit Anschwellung der rechten Stirn- und Schläfengegend seit dem 6. Lebensjahr, Exophthalmus, Sehstörung und Kopfschmerz. Die Operation ergab eine Ostitis fibrosa des Stirn- und Keilbeines und führte zur Heilung. Der zweite Fall betrifft ein 6jähriges Mädchen, bei welchem sich im Anschluß an ein Trauma oberhalb des linken Ohres eine langsam wachsende Schwellung entwickelte. Das Röntgenbild zeigte einen kugeligen, apfelgroßen Schatten, der nach außen und gegen die Schädelhöhle vorsprang.

Bockenheimer beschreibt 5 Fälle der von ihm als „diffuse Hyperostose der Schädel- und Gesichtsknochen" bezeichneten, indes wohl sicherlich der Ostitis fibrosa entsprechenden Affektion. Bei dem 1. Fall, einer 30jährigen Patientin, bestanden schon mit 12 Jahren Vorwölbungen beider Stirnhöcker, angeblich nach Trauma im 7. Jahr. Die im 30. Lebensjahr bei der Patientin vorgenommene Untersuchung zeigte nicht nur vollkommenen Stillstand der Erkrankung, sondern auch weniger deutliches Hervortreten der Knochenwucherungen. Zu dieser Zeit bestand zunehmender Kopfschmerz, der auf Verdickung der Schädelbasis bezogen wurde. Beim 2. Fall, einem 26jährigen Patienten, fand sich halbseitige diffuse Schädelhyperostose, deren Beginn bereits im 12. Jahr bemerkt worden war. Der 3. Fall betrifft eine 58jährige Frau mit Verdickung der linken Backenknochen, der 4. Fall einen 41jährigen Mann mit Verdickung der linken Gesichtshälfte; im Anschluß an die Operation trat rasches Wachstum der Verdickung ein. Im 5. Fall handelt es sich um einen 25jährigen Mann, bei welchem Oberkiefer, Unterkiefer und Orbitalrand affiziert waren.

Der Fall von Haberer betrifft einen Knaben, bei welchem im 3. Jahr eine Anschwellung im Bereich der rechten Kopf- und Gesichtshälfte auftrat, später eine spontane Fraktur des rechten Oberschenkels. Die im 10. Jahr vorgenommene röntgenologische und histologische Untersuchung führte zur Diagnose „Ostitis fibrosa cystica".

Boit, der auch die Leontiasis ossea zur Ostitis fibrosa rechnet und als Ostitis fibrosa hyperostotica cranii et faciei benennt, beschreibt einen jungen Mann mit ausgedehnter Knochenwucherung der linken Schläfengegend und Übergreifen derselben auf Stirn- und Jochbein. Die Hyperostose hatte sich im Anschluß an eine Kopfverletzung ausgebildet. Sie wurde operativ mit günstigem Erfolg entfernt.

In der letzten Zeit hat Petrow 3 Beobachtungen von Ostitis fibrosa publiziert. Der 1. Fall betraf eine große Zyste der Scheitelgegend mit umgebender Knochenwucherung. Im 2. Fall fand sich eine Einsenkung des Knochens ohne deutliche Wucherung. Im 3. Fall Verdickung der Schläfengegend und Schädelbasis mit Zystenbildung unter den Symptomen von Hörstörung.

Übersichtliche Zusammenfassungen und kasuistische Mitteilungen über Ostitis deformans und fibrosa sind in den letzten Jahren in großer Zahl erschienen. Außer den bisher genannten Autoren erwähnen wir noch Amersbach, Aschoff, Caan, Dawson und Struthers, Fedder, Frangenheim, Konjetzny, Léri. Marie und Léri, Naumann, Roth und Volkmann, Wyllie.

Unter den uns zur Verfügung gestellten Fällen können die drei folgenden zur Ostitis fibrosa gezählt werden.

1. Fall: Ostitis fibrosa des Schädeldaches bei einer 25jährigen Frau. (Siehe Tafel II, Fig. 3.)

Im Anschluß an eine Verletzung des Kopfes im 2. Lebensjahr soll im Bereich des linken Hinterhauptes eine Vorwölbung entstanden sein, die seither ständig, wenn auch langsam, an Größe zunahm. Vor drei Jahren rasches Wachstum der Geschwulst, während und nach einer Gravidität; insbesondere bildete sich im vorderen Anteil der Geschwulst ein Höcker aus, der sich im Gegensatz zur knochenharten Beschaffenheit der übrigen Geschwulst weich anfühlte. Nach Röntgenbestrahlung trat Rückbildung des weichen Anteiles der Geschwulst auf.

Derzeit findet sich eine faustgroße Geschwulst im Bereich der linken Schädelhälfte am Scheitel- und Hinterhauptbein; sie ist von knochenharter Beschaffenheit, hat glatte Oberfläche, ist von normaler, gut verschiebbarer Haut bedeckt. Das R ö n t g e n b i l d zeigt, daß die Geschwulst teils knochendichte Beschaffenheit, teils zystische Hohlräume besitzt. Die Lamina interna und externa haben eine Dicke von mehreren

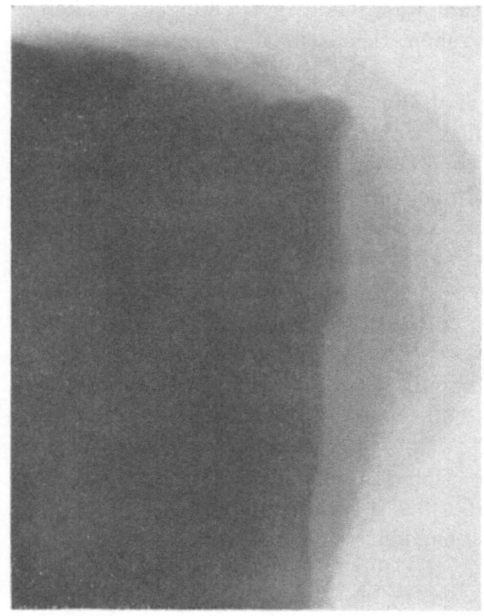

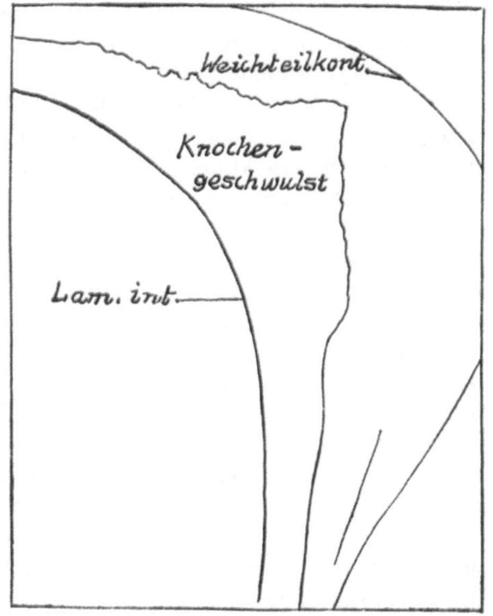

Fig. 33.

Tangentiale Aufnahme des linken Scheitelbeines: Geschwulstartige Knochenwucherung an der Außenseite des Schädeldaches mit allmählichem Übergang in den Nachbarknochen; äußere Oberfläche der Knochenwucherung scharf begrenzt, gezähnelt; auch die Weichteile über der Knochenwucherung geschwulstartig verdickt.

Fig. 34.

Skizze zu Fig. 33.

Millimetern. Eine Vorwölbung der Geschwulst gegen das Schädelinnere ist nicht feststellbar. Ebenso fehlen Anhaltspunkte für das Vorhandensein einer intrakraniellen Weichteilgeschwulst. Die derzeitigen Beschwerden der Patientin, Kopfschmerz, Schwindel und Ohnmachtsanfälle, dürften demnach nicht auf Rechnung des Schädelprozesses zu setzen sein.

2. Fall: O s t i t i s   f i b r o s a   d e s   S c h ä d e l s   b e i   e i n e m   40 j ä h r i g e n M a n n e. (Siehe Fig. 33 und 34.)

Der klinische Befund lautet: Faustgroßer, weicher Tumor der linken Stirn-Scheitel-Schläfengegend, seit einigen Jahren langsam an Größe zunehmend. In letzter Zeit Kopfschmerzen und Stauungspapille.

Am R ö n t g e n b i l d findet sich im Bereich der Geschwulst eine Hyperostose der Schädelaußenfläche. Sie geht allmählich in die normale Schädelwand über. Die peripheren Anteile der Geschwulst sind nicht verknöchert. Im hinteren Teil des Scheitelbeines finden sich mächtige Venenkanäle.

Die Röntgenuntersuchung der Wirbelsäule deckt das Vorhandensein einer knochendichten Geschwulst im Bereich des 10. Brustwirbels auf. (Dieser Befund dürfte eine Erklärung für die Angabe des Patienten sein, er habe einige Jahre vorher eine Lähmung der unteren Extremitäten gehabt.)

Bemerkenswert erscheint in diesem Falle das Auftreten zerebraler Symptome, welche auf intrakranielles Wachstum der Geschwulst hindeuten, ferner das gleichzeitige Vorhandensein einer knöchernen Wirbelgeschwulst.

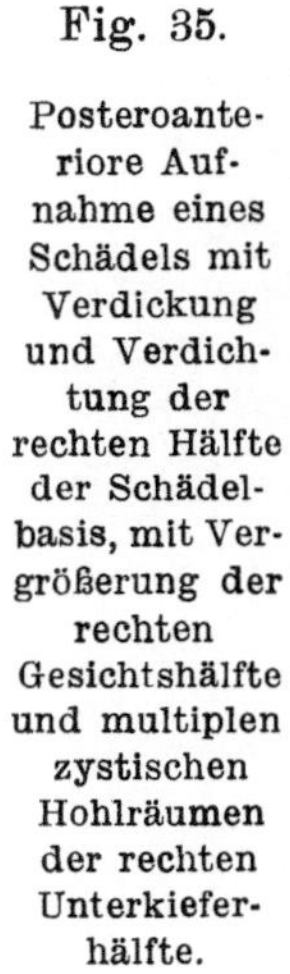

Fig. 35.

Posteroanteriore Aufnahme eines Schädels mit Verdickung und Verdichtung der rechten Hälfte der Schädelbasis, mit Vergrößerung der rechten Gesichtshälfte und multiplen zystischen Hohlräumen der rechten Unterkieferhälfte.

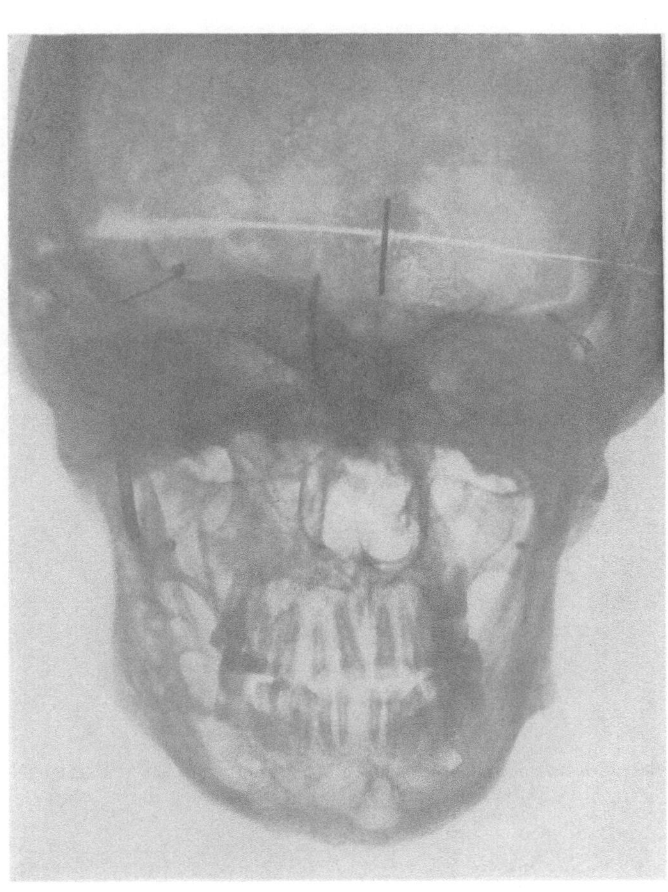

3. Fall: Halbseitige Schädelhyperostose bei Ostitis fibrosa cystica. (Pathologisches Institut in Wien.)

Die äußere Oberfläche des Schädeldaches, namentlich seiner rechten Hälfte, zeigt im Bereich des Stirn- und Scheitelbeines flache, warzenähnliche Exkreszenzen. Die Knochen der rechten Hälfte der Schädelbasis sind plumper als die der linken Seite; auch die rechte Gesichtshälfte ist kräftiger entwickelt als die linke. Das Röntgenbild zeigt die Verdichtung und Verplumpung der basalen Schädelanteile sowie das Vorhandensein zahlreicher hirsekorn- bis haselnußgroßer zystischer Hohlräume im rechten Unterkiefer. (Siehe Fig. 35 und 36.)

Anhangsweise sei an dieser Stelle auch der bei Tieren vorkommenden Schädelhyperostosen gedacht.

Makrokephalie infolge von Hyperostosis cranii ist bisher bei verschiedenen Affenarten, bei Löwen, Bären und anderen Tieren zoologischer Gärten, ferner bei Pferden,

Ziegen, Hunden, Schweinen und Hühnern beobachtet worden (J o s t und K o c h). In den hochgradigen Fällen dieser Krankheit handelt es sich immer um ältere Tiere, bei Schweinen und Ziegen kommt das Leiden auch schon in jungen Jahren vor. Mehrfach sind auch sämtliche Tiere eines Wurfes, welche von einem mit der Krankheit behafteten Muttertiere stammen, von der Krankheit befallen. Sie wird bei den Schweinen als Schnüffelkrankheit beschrieben.

Eine ausführliche Beschreibung der Ostitis fibrosa bei Tieren findet sich in der Monographie von C h r i s t e l l e r.

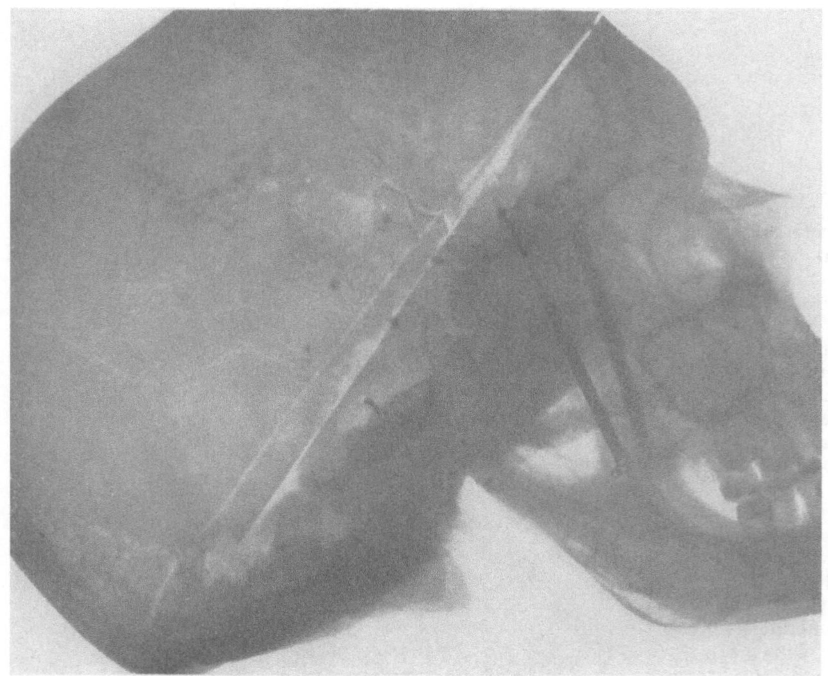

Fig. 36.

Transversale Aufnahme des in Fig. 35 dargestellten Falles: Warzige Knochenauflagerungen der rechten Hälfte des Schädeldaches, Verplumpung der rechtsseitigen Schädelbasis.

VII. Partielle Schädelhyperostose.

Als partielle Hyperostose kann man jene Form umschriebener Schädelverdickung bezeichnen, bei welcher einzelne Schädelknochen (im ganzen oder bloß teilweise) diffus verdickt und verdichtet sind. Zuweilen sind mehrere Knochen einer Schädelhälfte oder symmetrische Teilstücke beider Schädelhälften von der Hyperostose betroffen. Die auffälligste Eigentümlichkeit dieser Form ist darin gelegen, daß sich die Verdickung mit großer Genauigkeit an die anatomischen Grenzen einzelner Schädelknochen hält. Ihre Oberfläche ist meist glatt. Zuweilen ist bei der in Rede stehenden Affektion die Verdickung der befallenen Schädelknochen wenig ausgeprägt, so zwar, daß sie der klinischen und selbst anatomischen Untersuchung gelegentlich vollständig entgehen dürfte. Dagegen erkennt man die Veränderung in der Regel in auffälliger Weise bei der r ö n t g e n o g r a p h i s c h e n Untersuchung. Die befallenen Skeletteile erscheinen hiebei verplumpt und stark verdichtet.

In der Literatur wurden die Fälle partieller Hyperostose bisher meist nicht als selbständige Affektion anerkannt, sondern der Leontiasis ossea oder Ostitis fibrosa subsumiert. Einzelne Autoren heben allerdings ihre klinischen Besonderheiten gebührend hervor. So bezeichnen F r a n g e n h e i m und H u t t e r die diffuse Hyperostose der O b e r k i e f e r, welche anscheinend eine der häufigsten Formen der partiellen Hyperostose repräsentiert, vom anatomischen und klinischen Standpunkt als Affektion sui generis, die möglicherweise auch mit Lues in Beziehung steht.*) Außer den Oberkiefern scheint das Schläfenbein, Keilbein und Stirnbein von der partiellen Hyperostose bevorzugt zu werden. Histologisch handelt es sich dabei nur selten um Ostitis deformans. Was die k l i n i s c h e n Erscheinungen betrifft, so beziehen sie sich vorwiegend auf Kompression von Nerven und Gefäßen innerhalb der Löcher und Kanäle der Schädelbasis und des Gesichtes.

G u t h r i e gibt nebst einer ausführlichen Darstellung der Literatur über Hyperostose der Kiefer die Beschreibung zweier selbst beobachteter Fälle, eines 4jährigen Knaben und eines 16jährigen Mädchens. Die histologische Untersuchung ergab G u t h r i e Ähnlichkeit mit Otosklerose. Er faßt die Hypertrophie des Oberkiefers als eine biologische Variation auf. Auf das Vorkommen einer basalen Hyperostose, namentlich im Bereich der Sella turcica, bei genuiner Epilepsie und die ätiologischen Beziehungen dieser Hyperostose zur Entstehung der Epilepsie hat J o h n s t o n hingewiesen. In jüngster Zeit machte R a a b auf hyperostotische Veränderungen im Bereich der Sella, insbesondere am Dorsum sellae, als Ursache einer Dystrophia adiposo-genitalis aufmerksam.

---

*) Auch P e r t h e s erwähnt das Vorkommen diffuser Hyperostosen und Exostosen der Kiefer bei Syphilis, besonders bei der hereditären Spätform.

44

In dem uns zur Verfügung stehenden Materiale finden sich zwei Fälle von Hyperostose des Oberkiefers, von denen der eine die Affektion bilateral aufweist. Zwei Fälle zeigten die Veränderung im Bereich des Schläfenbeines, ein Fall zeigte Sklerose einer Stirnbeinhälfte, zwei weitere Fälle wiesen eine Hyperostose bloß einer Keilbeinhälfte auf; ein Fall endlich betrifft einen Epileptiker mit Verdickung der Wand Sella turcica.

1. Fall: Hyperostose eines Oberkiefers. (Siehe Fig. 37.)

Der Körper des linken Oberkiefers erscheint in allen Dimensionen vergrößert, insbesondere seine vordere Wand gegenüber der der rechten Seite um nahezu 1 cm vor-

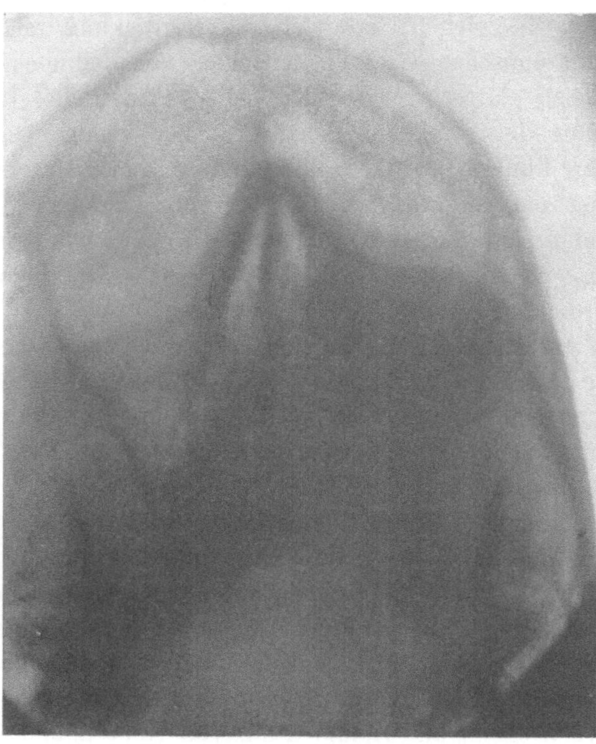

Fig. 37.

Axiale Kopf-
aufnahme:
Umschriebene
Hyperostose
des ganzen
linken
Oberkiefers.

tretend. Seine Ränder sind scharf, seine Dichte entspricht der einer homogenen Knochenmasse. Von einem lufthaltigen Antrum ist nichts erkennbar, die Weichteile über dem verdickten Knochen sind normal.

2. Fall: Hyperostose beider Oberkiefer bei einem 17jährigen Jüngling. (Siehe Fig. 38 und Tafel II, Fig. 6.)

Klinisch: Erschwerte Nasenatmung.

Die rhinologische Untersuchung läßt außer Verengung der Nasengänge keine pathologischen Veränderungen feststellen. Bei der Röntgenuntersuchung finden sich knochendichte Schatten entsprechend dem gesamten Areal beider Oberkieferkörper. Die Grenzen der Schattenmassen entsprechen im großen und ganzen den Wänden der Kieferhöhle, überragen dieselben jedoch um wenige Millimeter. Dabei sind die Konturen teils vollkommen glatt, teils leicht uneben, insbesondere im Bereich der fazialen Fläche des Oberkieferkörpers. Durch die genannten Schattenmassen erscheint das Cavum nasale von beiden Seiten in beträchtlichem Maße eingeengt, so daß bloß in der Mitte ein dünner Spalt verbleibt. (Dieser Fall wurde von H u t t e r klinisch beobachtet und in der Wiener Laryngologischen Gesellschaft unter der Diagnose „Hyperostosis maxillarum" demonstriert.)

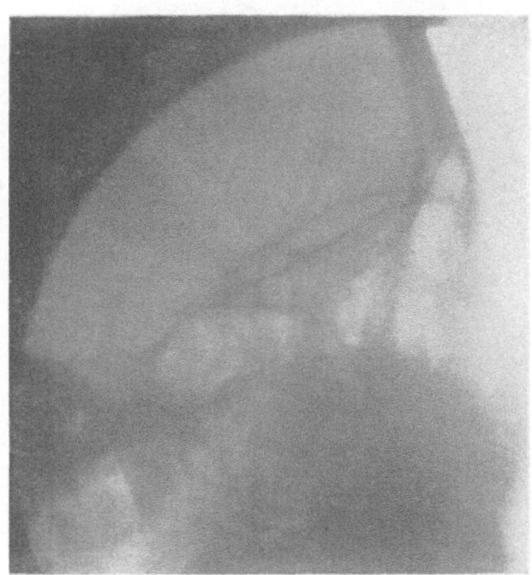

Fig. 38.

Transversale Aufnahme des Gesichtes: Verschattung des Areals des Oberkiefers.

Im letzten Jahre traten bei dem Patienten symmetrische Schwellungen im Bereich der Nasenfortsätze des Oberkiefers, ferner Verdickungen am Körper des Unterkiefers beiderseits auf. (Siehe Fig. 39 und 40.) Mit Rücksicht auf die fortschreitende Ausbreitung der Hyperostose kann der Fall auch in die Gruppe „Leontiasis ossea" eingereiht werden.

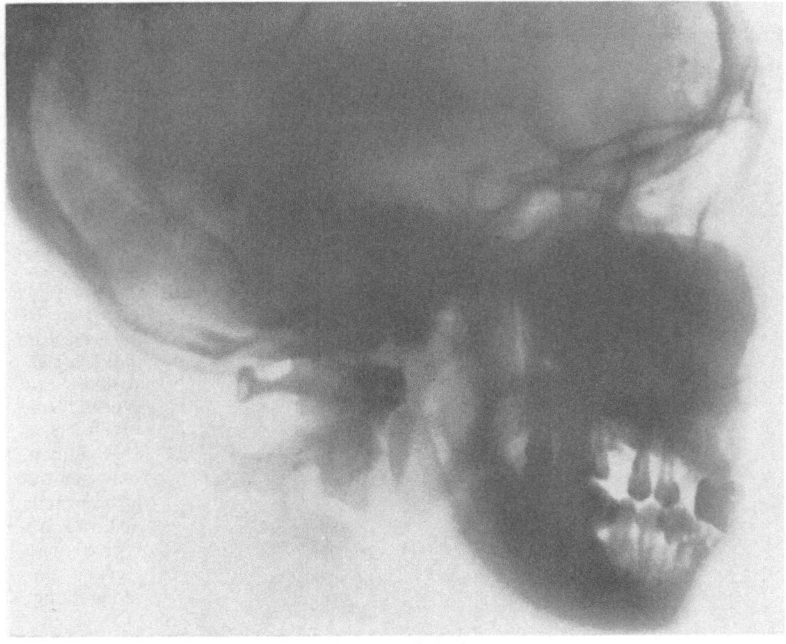

Fig. 39.

Transversale Gesichtsaufnahme des in Fig. 38 dargestellten Falles, vier Jahre später aufgenommen: Körper des Unterkiefers verdickt.

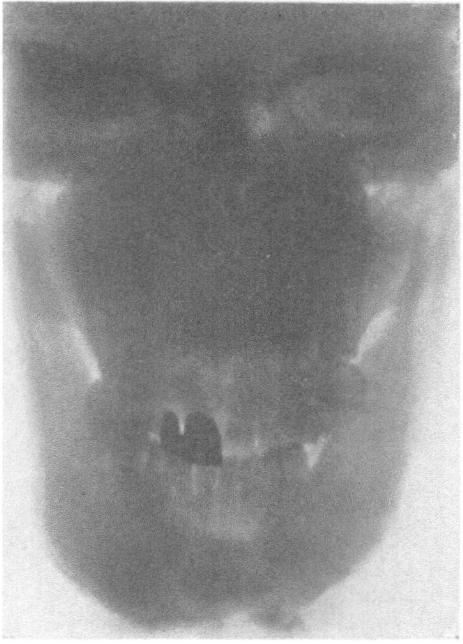

Fig. 40.

Posteroanteriore Gesichtsaufnahme des in Fig. 39 dargestellten Falles: Oberkiefer
und Unterkiefer verdichtet
und verdickt.

3. Fall: Hyperostose der rechten Schläfeschuppe bei einem
17jährigen Mädchen. (Siehe Fig. 41.)

Klinisch: Schmerzen in der rechten Schläfe.

Das Röntgenbild ergibt: Schädeldach 4 mm dick; die rechte Schläfeschuppe
erscheint gegenüber der linken merklich verdickt und sklerosiert. Ihre äußere und innere
Oberfläche ist glatt, ihr Rand scharf.

(Der Fall wurde von Gatscher im Jahre 1920 in der Wiener Gesellschaft der
Ärzte vorgestellt.)

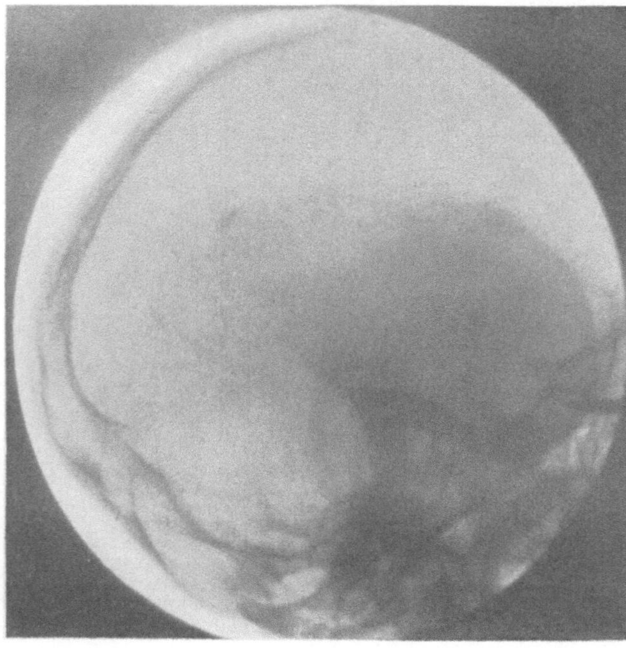

Fig. 41.

Transversale
Aufnahme der
hinteren Kopf-
hälfte: Ver-
dickung und
Verdichtung
der rechten
Schläfenbein-
schuppe mit
größtenteils
scharfer Ab-
grenzung
gegen die
Umgebung.

4. Fall: Hyperostose des rechten Schläfenbeines bei einem 50 jährigen Mann. (Siehe Fig. 42.)

Klinisch: Wegen otosklerotischer Beschwerden in Behandlung.

Das Röntgenbild zeigt diffuse Hyperostose des rechten Schläfenbeines im Bereich der Schuppe und des Warzenfortsatzes. Die Hyperostose folgt den Grenzen der genannten Schläfenbeinanteile, sie ist von gleichmäßig dichter Beschaffenheit; Pyramide und Pars tympanica scheinen nicht betroffen zu sein.

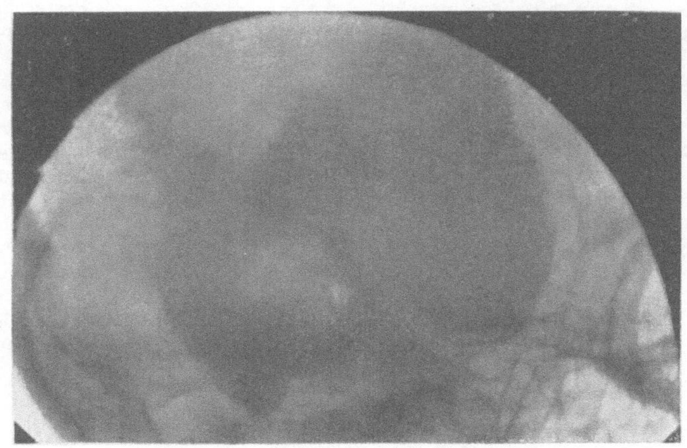

Fig. 42.

Geneigte Aufnahme der basalen Kopfhälfte: Verdickung und Verdichtung der Pars squamosa und mastoidea des rechten Felsenbeines mit größtenteils scharfrandiger Abgrenzung gegen die Umgebung.

5. Fall: Hyperostose des rechten Stirnbeines bei einem 45 jährigen Mann. (Siehe Tafel II, Fig. 2.)

Klinisch: Hartnäckige Neuralgie im Bereich des ersten Trigeminusastes rechts.

Schädeldach 6 mm dick, die rechte Stirnbeinhälfte ist nahezu in ihrer ganzen Ausdehnung von dichter Struktur, insbesondere in jenem Anteil, der der rechten Stirnhöhle entspricht. Letztere fehlt vollständig, während die linke Stirnhöhle geräumig, normal begrenzt und vollkommen lufthältig ist; in ihrer vorderen Wand befindet sich ein linsengroßes Osteom. Der Rand der hyperostotischen Partie ist stellenweise unscharf. Innerhalb der Hyperostose erkennt man streifenförmige Züge, welche Venenfurchen entsprechen dürften. Die Pars orbitalis des rechten Stirnbeines nimmt ebenso wie die Pars verticalis an der Hyperostose teil.

6. Fall: Linksseitige Keilbein-Hyperostose bei einer 35 jährigen Frau. (Siehe Fig. 43—46.)

Klinischer Befund: Seit mehreren Jahren besteht ein allmählich zunehmender linksseitiger Exophthalmus; die Augenbewegungen sind stark eingeschränkt und es treten oft Schmerzen im linken Bulbus auf. Die Untersuchung ergibt Ödem der Bindehaut, Schwellung der Venen des Augenhintergrundes und beträchtliche Herabsetzung der Sehschärfe.

Das Röntgenbild zeigt diffuse Hyperostose der linken Hälfte des Keilbeines mit Verengung der Fissura orbitalis superior. Im Bereich des Keilbeinkörpers findet sich eine das Areal desselben um wenige Millimeter überschreitende, knochendichte Schattenmasse, welche insbesondere die linke Hälfte des Keilbeinkörpers betrifft. Ein pneumatischer Raum scheint nur noch innerhalb der rechten Hälfte des Keilbeinkörpers vorhanden zu sein. Auch die Konturen der Ala major und minor sind linkerseits verplumpt, ihre Struktur wesentlich dichter als rechts.

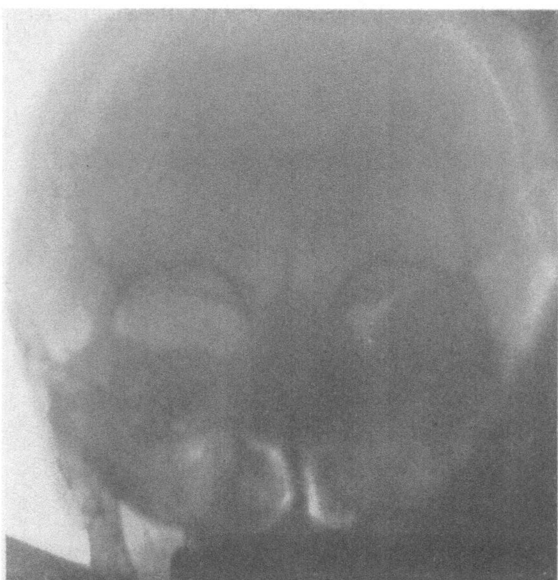

Fig. 43.

Posteroanteriöre Kopfaufnahme: Verdichtung der Ala minor und Ala major der linken Seite. Knochendichter Schatten entsprechend dem Keilbeinkörper, insbesondere der linken Hälfte desselben.

Fig. 44.

Skizze zu Fig. 43.

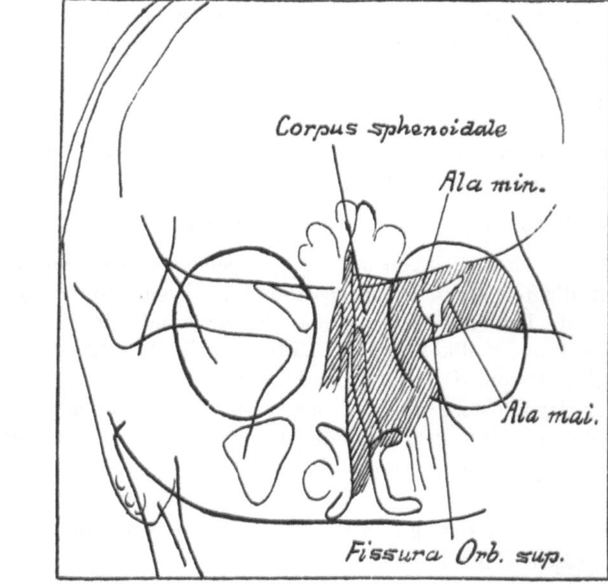

7. Fall: Einseitige Stirn- und Keilbeinhyperostose bei einer 69 jährigen Frau. (Siehe Fig. 47—52.)

Knochendichter Schatten ohne Strukturdetails im Bereich der rechten Hälfte des Keilbeines sowie der Pars horizontalis des rechten Stirnbeines. Die dem Schatten entsprechende Knochenverdickung läßt die Konturen der befallenen Skeletteile noch erkennen. Die Abgrenzung gegenüber den normalen Teilen ist scharf, die befallenen Skeletteile sind verplumpt, aber nicht wesentlich verdickt.

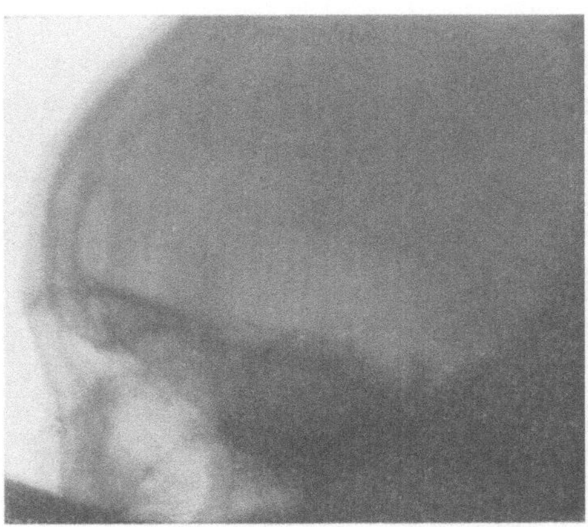

Fig. 45.

Transversale Aufnahme des in Fig. 43 dargestellten Falles: Knochendichter Schatten entsprechend dem Corpus sphenoidale, dessen Grenzen nach allen Richtungen hin etwas überschreitend. Die Konturen der Sella turcica sowie des Sinus sphenoidalis und der Ala minor sind innerhalb des dichten Knochenschattens erkennbar.

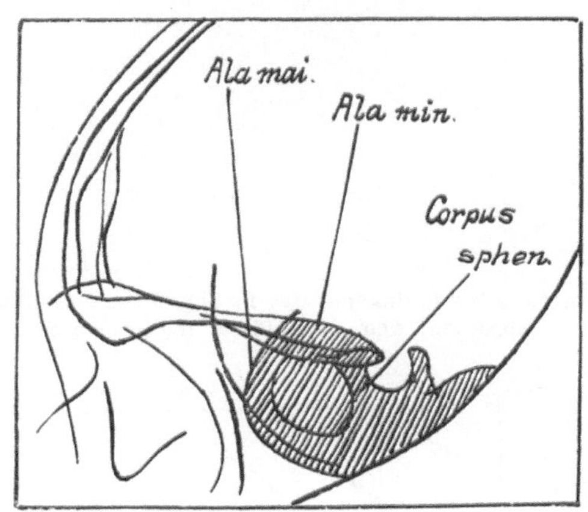

Fig. 46.

Skizze zu Fig. 45

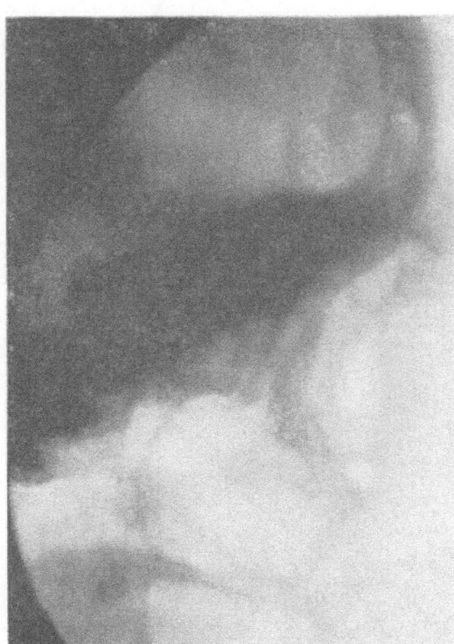

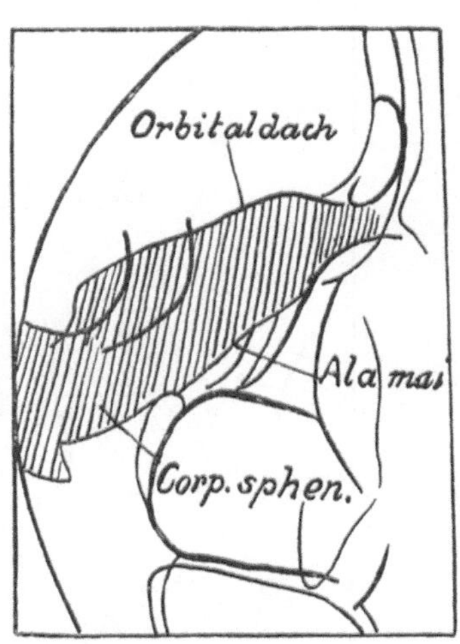

Fig. 47.

Transversale Aufnahme der vorderen basalen Anteile des Kopfes: Knochendichte Verschattung des Orbitaldaches und des Keilbeinkörpers.

Fig. 48.

Skizze zu Fig. 47.

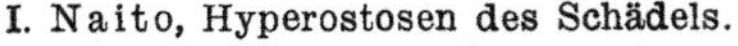

I. Naito, Hyperostosen des Schädels.

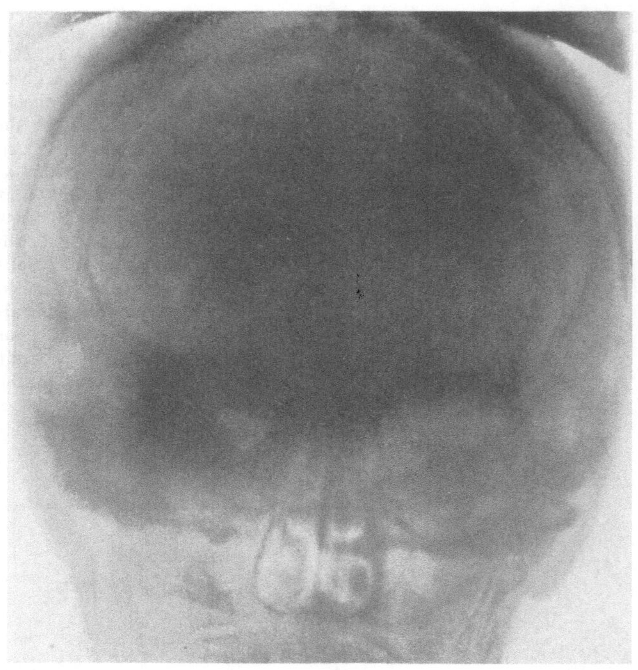

Fig. 49.

Posteroanteriore Kopfaufnahme des in Fig. 47 dargestellten Falles: Knochendichter Schatten entsprechend dem Orbitaldach und großen Keilbeinflügel der rechten Seite.

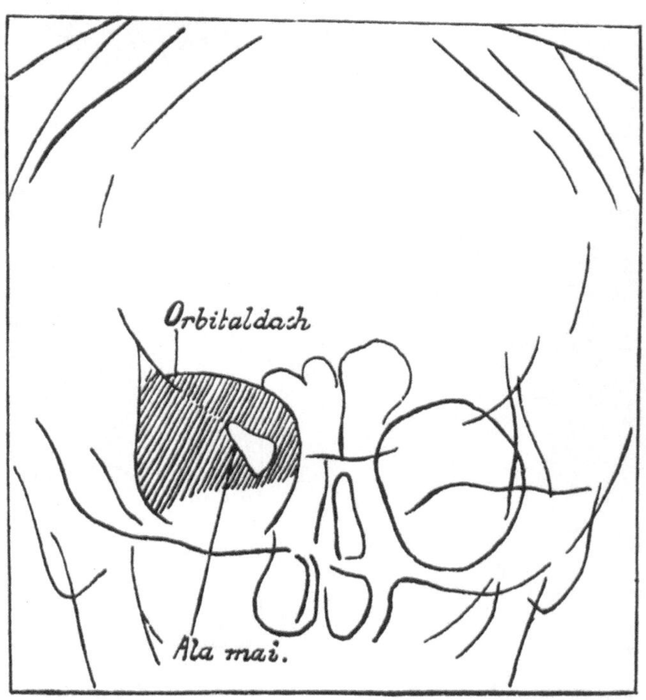

Fig. 50.

Skizze zu Fig. 49.

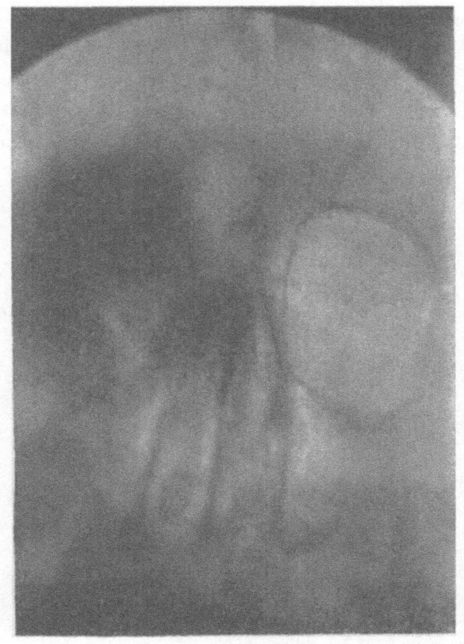

Fig. 51.

Posteroanteriore Orbitalaufnahme: Verdickung und Verdichtung des Orbitaldaches mit Aussparung der Ala minor; Verdichtung der Ala major; Verschattung der rechten Hälfte des Keilbeinkörpers.

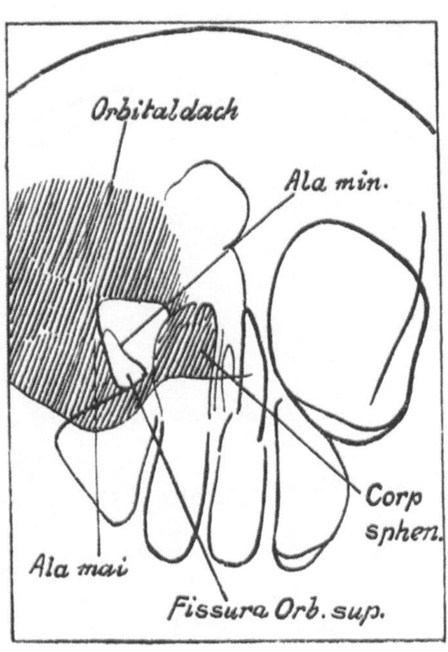

Fig. 52.

Skizze zu Fig. 51.

4*

8. Fall: Hyperostose des Keilbeinkörpers bei einem 35jährigen Epileptiker. (Siehe Fig. 53 und 54.)

Schädeldach von normaler Größe und Form, 8 mm dick, seine Innenfläche eben. Der Keilbeinkörper zeigt in seinem vordersten Anteil eine kleine pneumatische Höhle, im übrigen ist er spongiös. Das Dorsum sellae ist ebenso wie die Processus clinoidei anteriores auffallend plump; beide sind durch eine Knochenbrücke miteinander verbunden; dadurch erscheint die Sella auf Kirschkerngröße eingeengt.

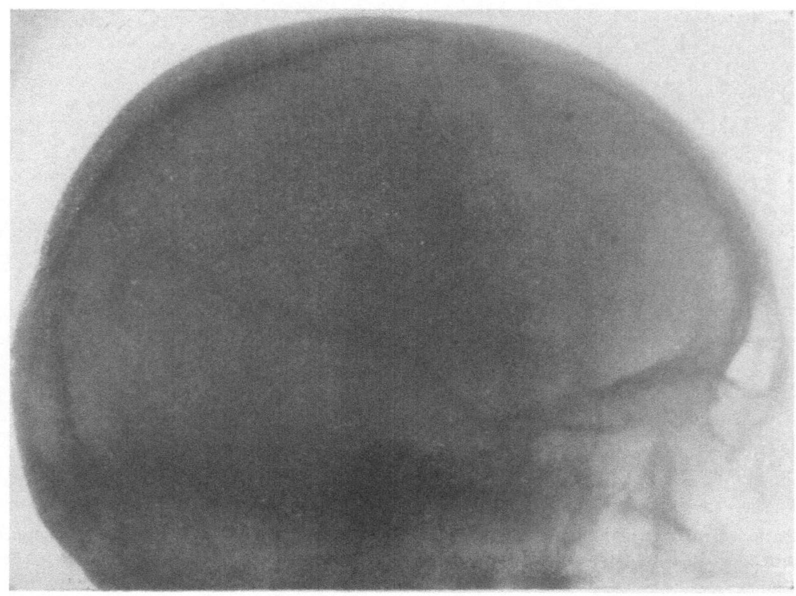

Fig. 53.
Transversale Kopfaufnahme: Einengung der Sella turcica durch die Verplumpung des Corpus sphenoidale, insbesondere des Dorsum sellae.

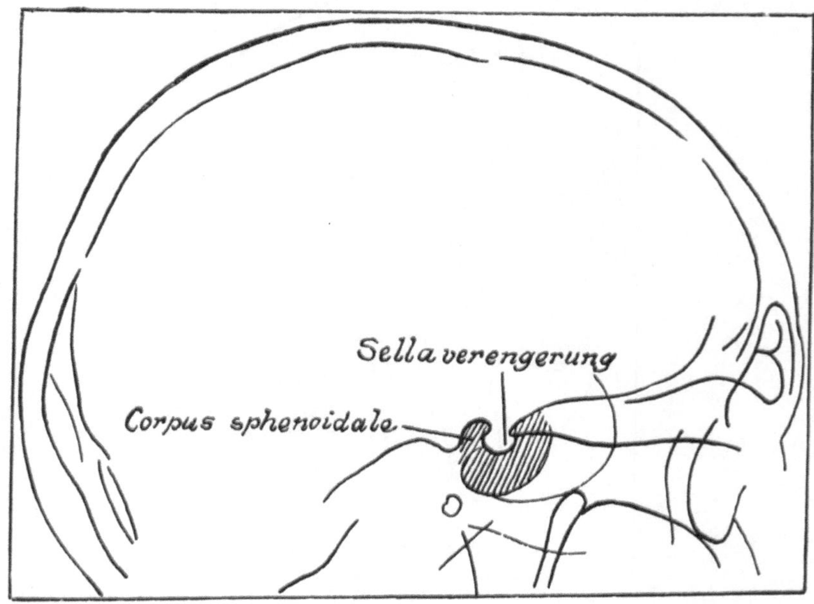

Fig. 54.
Skizze zu Fig. 53.

Im Anschluß an die Besprechung der partiellen Hyperostose seien noch zwei andere Typen von Hyperostose erwähnt, die hyperplastische Ostitis und die angeborene Osteosklerose.

Als hyperplastische Ostitis bezeichnet man jene Formen von Hyperostose, als deren Ursache am häufigsten chronische, mit Cyanose einhergehende Herz- und Lungenleiden („zyanotische Hyperostose"), Syphilis, Ikterus, Leukämie, maligne Tumoren, endlich Vergiftungen, insbesondere chronische Arsen-, Phosphor- und Alkoholvergiftung („toxigene Osteoperiostitis ossificans") in Betracht kommen. Die genannten Affektionen erzeugen im Bereich des Schädels meist nur geringfügige Auflagerungen oder Verdichtungen der Diploe.

Eine seltene, von Assmann als angeborene Osteosklerose beschriebene Erkrankung des Skelettes, welche durch Sklerosierung der Spongiosa charakterisiert ist („Marmorknochen", Albers-Schönberg), führt im Bereich der Schädelbasis zu diffuser Verdickung, insbesondere an den Wänden der Sella turcica, gelegentlich zu einer Verengerung der Löcher der Schädelbasis und Störung von seiten der Hirnnerven, z. B. Neuritis optica. Auch das Schädeldach ist in allen Teilen deutlich verdickt. Die verdickte Dura haftet fest an. Die Affektion dürfte mit der von Davis als „Osteosklerosis fragilis generalisata" bezeichneten identisch sein. Eine Zusammenstellung der Literatur über „Marmorknochen" findet sich bei Alexander.

VIII. Knöcherne Tumoren des Schädels.

Die O s t e o m e des Schädels pflegen ihren Sitz zumeist im Bereich des Schädeldaches zu haben, häufiger an der Außenfläche als an der Innenfläche. Sie haben entweder eine glatte oder drusige Oberfläche. Ihre Größe kann von Linsen- bis zur Kindskopfgröße variieren. Ihrer Struktur nach sind sie bald elfenbeindicht, bald porös, wobei die Anordnung der Knochenbälkchen entweder eine netzförmige oder eine radiär gestreifte zu sein pflegt. Sie gehen allmählich in den umgebenden Schädelknochen über, oder sie grenzen sich scharf von demselben ab, wobei sie ihrer Unterlage pilzförmig aufsitzen können. Mit großer Häufigkeit finden sich Osteome im Innern der pneumatischen Räume, insbesondere im Siebbein, in der Stirnhöhle und im äußeren Gehörgang. Ihre Gestalt scheint von den Widerständen beeinflußt zu werden, auf welche sie während ihres Wachstums stoßen. Sie dehnen zunächst die Wandung der sie umgebenden Höhle aus und durchbrechen sie dann; sie finden sich bald einseitig, bald doppelseitig. Klinisch treten sie erst um die Pubertätszeit hervor.

Nach S i p p e l sind die Exostosen und Osteome des Schädels kongenitalen Ursprungs, ohne Zusammenhang mit Traumen. Sie finden sich bei 50% aller Schädel. Eine Beziehung der Osteome zu psychischen Erkrankungen ist nicht nachweisbar. In vereinzelten Fällen finden sich Auswüchse des Schädels bei der generalisierten Form der multiplen Exostosen. R o k i t a n s k y nimmt an, daß sie aus den im Knochen eingeschlossenen Resten des Primordialknorpels hervorgehen. J. A r n o l d hat dies in seiner Arbeit über Osteome des Stirnbeines ausführlich begründet. Nach Z i e g l e r entwickeln sie sich häufig in der Wachstumsperiode. V i r c h o w findet keinen Zusammenhang mit Rachitis.

C a l d e r i n beschreibt eine k o n g e n i t a l e Exostose (des Tuberculum pharyngeum) bei einem 15 Tage alten Knaben. O. M a y e r erwähnt das progrediente Wachstum einer Exostose des äußeren Gehörorganes zur Zeit der Schwangerschaft, analog dem Verhalten der Knochenwucherungen bei der Otosklerose.

Im Anschluß an die Besprechung der Osteome des Schädels seien auch die „F a l x o s t e o m e" erwähnt, welche in Form von Knochenplatten oder knopfartigen Gebilden nicht selten vorkommen. Über ihre k l i n i s c h e Bedeutung ist wenig bekannt; es scheint, daß sie insbesondere bei Epilepsie und Psychosen vorkommen.

Einzelne Autoren halten die Knochensubstanz in der Dura für ein Produkt dieser selbst, andere Autoren sind der Meinung, daß die Knochenbildung von der Arachnoidea ausgeht. Als Ursache ihrer Entstehung betrachtet man Entzündung, Trauma, Ernährungsstörung, Verlagerung von Knochen - erzeugenden Geweben und Reizung der Dura durch verlagerte Skeletteile. Eine übersichtliche Darstellung der Verkalkungen und Verknöcherungen in den Meningen geben H a l s t e a d und C h r i s t o p h e r.

J o n n e r a t fand bei 625 Nekropsien 64mal Ossifikation in der Falx, beziehungsweise in der übrigen Dura. Knochenplatten in der Dura wurden auch schon im Alter von
12 Jahren gelegentlich beobachtet.

Als Torus occipitalis bezeichnet man eine wulstartige Verdickung des Hinterhauptes
im Bereich der Protuberantia occipitalis externa und der Linea nuchae superior.

Häufig beobachtet man bei Endotheliomen (Meningiomen, C u s h i n g) der Hirnhäute lokale Schädelverdickungen. Sie finden sich an jener Stelle der Schädelwand, welche dem Tumor der Weichteile direkt anliegt. Dabei betrifft die Verdickung entweder bloß die Schädelinnenfläche oder bloß die Außenfläche, oder es ist die betreffende Stelle innen und außen verdickt. Die Struktur der erwähnten zirkumskripten Hyperostosen kann recht verschieden sein, kompakt oder spongiös mit netzförmiger oder radiärer Anordnung der Knochenbälkchen. Bezüglich der Natur dieser umschriebenen Schädelverdickungen kann wohl angenommen werden, daß es sich um eine Tumorbildung handelt, zumal bei mikroskopischer Untersuchung wiederholt Geschwulstzellen innerhalb der Hyperostose gefunden wurden.

P e n f i e l d gibt eine Übersicht der bei Endotheliomen der Hirnhäute relativ häufig
zu beobachtenden Schädelverdickungen entsprechend dem Sitze der Hirngeschwulst.
Sie finden sich am häufigsten in der Stirngegend, auch in der Schläfen- und Scheitelgegend, nicht selten an der Orbita einer oder beider Seiten, sowie in der Falx, dagegen
nicht in der Okzipitalgegend. Die betreffenden Individuen hatten ein Alter von
18—60 Jahren. Ätiologisch ist ein Trauma nicht auszuschließen. Histologisch findet
sich ein Abbau des alten Knochens neben dem Anbau neuen Knochens und Füllung
der Haversischen Kanäle mit Endothelzellen. Manchmal sind auch Haut und Muskel
über dem verdickten Knochen infiltriert.

B r a n d - S u t t o n beschreibt einen 20jährigen Mann mit einem Knochentumor
auf der Scheitelhöhe, ähnlich einem Korallenstock. Derselbe ist durchzogen von langen
schmalen Tunnels, die mit feinen Öffnungen an der äußeren Oberfläche ausmünden.
Jedes dieser Löcher enthält eine Pacchionische Zotte.

Die O s t e o s a r k o m e bilden zumeist umschriebene, bis kindskopfgroße Auswüchse der Schädelwand, welche kugelige Gestalt haben und entweder zum größten Teile aus Knochengewebe von dichter Struktur bestehen
oder bloß ein Knochengerüst aufweisen, dessen Stärke mannigfache Verschiedenheiten aufweist; bald hat es die Form eines zarten Netzwerkes,
bald sind es dichte radiäre Streifen, bald ist ein mächtiges palissadenartiges
Gerüst ausgebildet. Das diffuse Osteosarkom tritt in Form flächenhafter
Knochenauflagerungen auf; dieselben können an einzelnen Stellen tumorartig verdickt und radiär gestreift sein. Die diffuse Sarkomatose kann mit
hochgradiger Osteoporose der Schädelknochen einhergehen und zur Entstehung von beträchtlichen, durch die abnorme Nachgiebigkeit des Skelettes
herbeigeführten Formveränderungen des Schädels Veranlassung geben. Bei
der histologischen Untersuchung erweisen sich die genannten Sarkome häufig
als Lymphosarkome (Chlorome). Sie führen zu Hämorrhagien der sie be-
deckenden Weichteile und meist auch zu Lähmungen oder Reizerscheinungen
von seiten der Gehirnnerven und sonstigen intrakraniellen Gebilde.

Sarkome des Schädels können durch ihr Vordringen gegen das Periost
zur Bildung einer knöchernen Schale führen (Schalensarkom).

In seltenen Fällen scheint es auch bei metastatischen Karzinomen des Schädels zur Verdickung durch Knochenneubildung zu kommen (osteoplastisches Karzinom).

Unter unseren Fällen von knöchernen Tumoren des Schädels finden sich zunächst 3 Exostosen der Schädelaußenfläche und je 1 Fall von Osteom des Gesichts-, beziehungsweise des Gehirnschädels, sodann 2 Fälle von multiplen Osteomen der Schädelinnenfläche, ferner 1 Fall von tumorartiger Hyperostose, und je 1 Fall von lokaler, beziehungsweise diffuser Schädelverdickung bei Dura-Endotheliom. 4 Fälle betreffen Schädelverdickungen bei malignen Tumoren.

1. Fall: Osteom der Pars mastoidea.

Das Röntgenbild zeigt ein kirschengroßes Osteom von dichtem Gefüge oberhalb des Processus mastoideus.

2. Fall: Osteom der Pars mastoidea bei einer 45jährigen Frau. (Siehe Fig. 55.)

Das Röntgenbild zeigt ein dattelgroßes, dichtes Osteom der linken Pars mastoidea; seine Oberfläche ist etwas uneben, sein Übergang in die Nachbarschaft erfolgt allmählich.

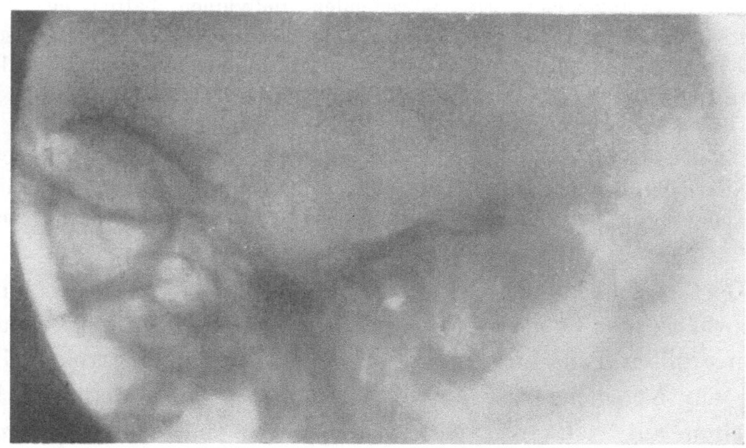

Fig. 55.
Aufnahme der basalen Kopfhälfte in geneigter Stellung: Dichter Schattenfleck von scharfer Begrenzung im hinteren oberen Anteile der Pars mastoidea.

3. Fall: Exostose des Schädeldaches. (Siehe Fig. 56.)

Das Röntgenbild ergibt: Schädeldach 5 mm dick; im Bereich des Scheitelbeines eine der Lamina externa breit aufsitzende Exostose von 4 cm Durchmesser und 8 mm Höhe (entsprechend der stärksten Vorragung), spongiös, mit radiärer Struktur.

4. Fall: Osteom des rechten Siebbeines bei einem 27jährigen Manne. (Siehe Fig. 57.)

Klinisch: Neuralgie des zweiten Trigeminusastes rechts; langsam zunehmender rechtsseitiger Exophthalmus.

Das Röntgenbild zeigt einen knochendichten Schatten von scharfrandiger Begrenzung im Bereich der hinteren Hälfte des rechten Siebbeines und der angrenzenden Teile der Augenhöhle, Kieferhöhle und Nasenhöhle. Die Diagnose „pflaumengroßes Osteom der Gesichtshöhlen" wurde durch Operation verifiziert.

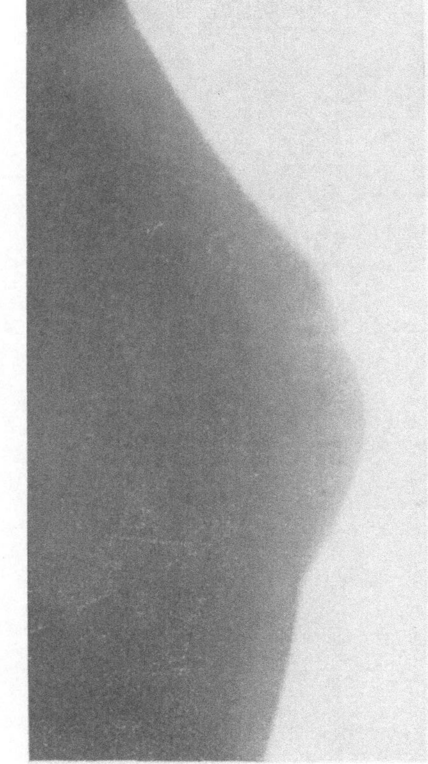

Fig. 56.

Axiale Aufnahme des Scheitelbeines mit flacher, radiärgestreifter Exostose.

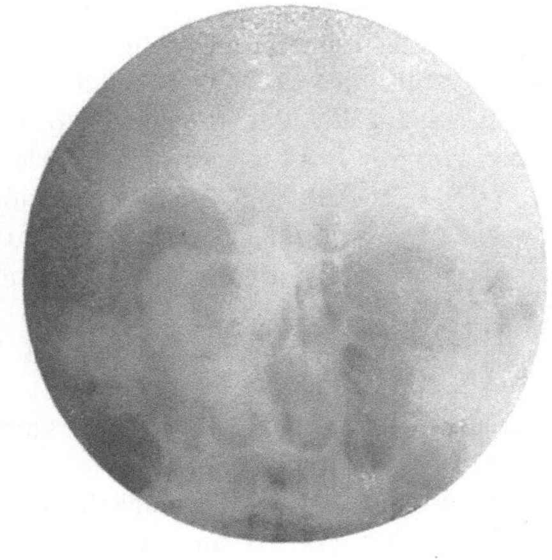

Fig. 57.

Posteroanteriore Gesichtsaufnahme: Knochendichter, scharfrandig begrenzter Tumorschatten innerhalb der rechtsseitigen Gesichtshöhlen.

5. Fall: Faustgroßes Osteom des Stirnbeines bei einer 35jährigen Frau. (Siehe Fig. 58.)

Klinisch: Eine knochenharte, flache Geschwulst in der Gegend des linken Tuber frontale, linksseitige Hirnnerven-Symptome.

Das Röntgenbild zeigt, daß die äußerlich sichtbare Geschwulst ein tief in das Schädelinnere, bis gegen die mittlere Schädelgrube vorragendes Osteom ist, seine Ränder sind scharf, unregelmäßig gezackt, seine Struktur weist dichtere und hellere Partien auf. Der Röntgenbefund wurde durch Operation verifiziert.

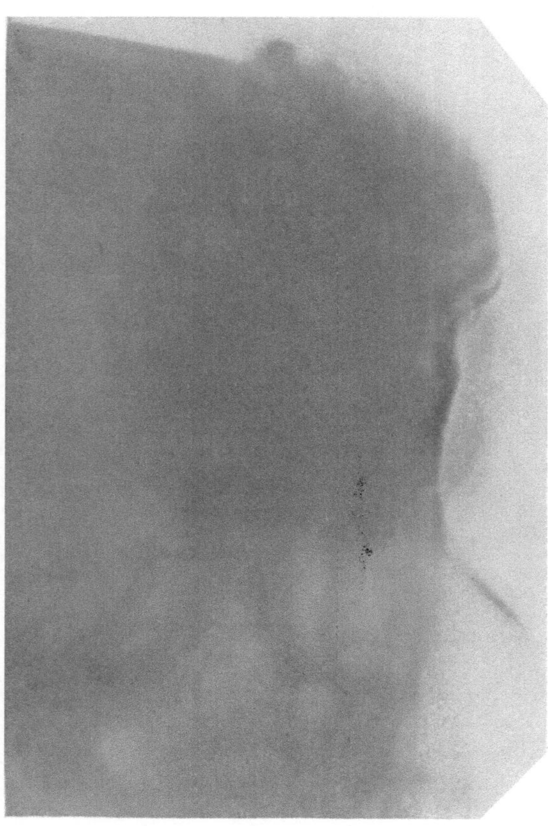

Fig. 58.

Transversale Aufnahme der vorderen Kopfhälfte: Knochendichter, scharfbegrenzter, großenteils intracraniell gelegener Tumorschatten der Stirngegend.

6. Fall: Schädelkalotte mit multiplen Osteomen. (Siehe Fig. 59.)

Schädeldach von normaler Größe und Form, 5 mm dick, spongiös. Nähte deutlich. Gefäßfurchen ziemlich zahlreich und schmal. An der Innenfläche nahezu der ganzen linken Schädelhälfte ebenso wie eines großen Anteils des rechten Scheitelbeines sieht man flache, knollige Exostosen von Linsen- bis Nußgröße. Das Röntgenbild zeigt ihre elfenbeindichte Struktur. (Der Fall wurde von Kolisko im Kapitel „Plötzlicher Tod" des Handbuches der ärztlichen Sachverständigen-Tätigkeit ausführlich publiziert. Er betraf eine zirka 45jährige Frau, welche viel an Kopfschmerzen gelitten hatte und wegen plötzlichen Todes aus unbekannter Ursache zur gerichtlichen Obduktion gekommen war.)

7. Fall: Enostosen des Stirnbeines bei einer 47jährigen Frau. (Siehe Fig. 60.)

Klinisch: Seit zwei Jahren bestehen intensive, in letzter Zeit nahezu kontinuierliche Kopfschmerzen.

Am Röntgenbild: Schädeldach bis zu 8 mm dick. Die Innenfläche des Stirnbeines zeigt mehrere Osteome, welche bis zu 5 mm über das Niveau der Lamina interna

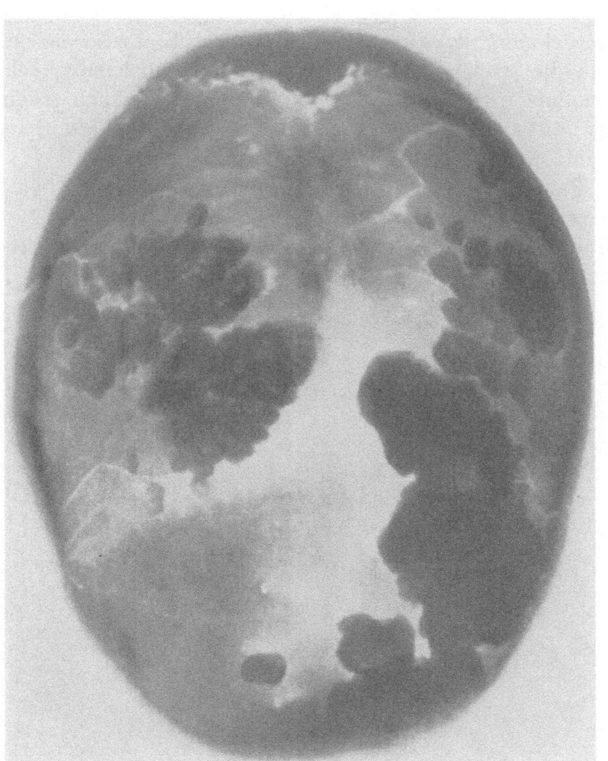

Fig. 59.

Axiale Auf-
nahme einer
Schädel-
kalotte mit
drusigen
Exostosen der
Schädelinnen-
fläche.

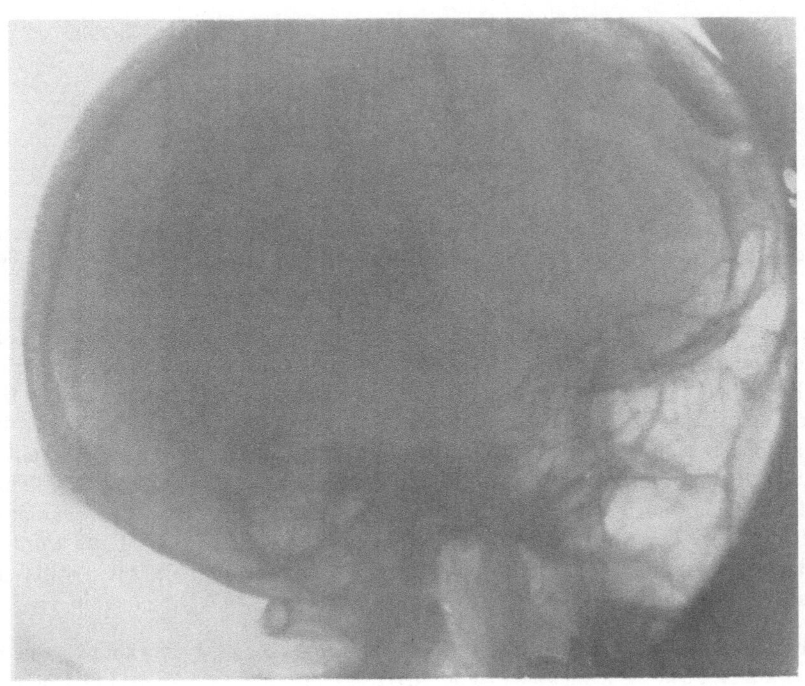

Fig. 60.
Transversale Kopfaufnahme: Multiple Exostosen der Innenfläche des Stirnbeines.

vorragen. Sie liegen nahe der Mittellinie, sind an ihrer Oberfläche ziemlich glatt; ihre Flächenausdehnung ist kirschen- bis dattelgroß. Zwischen ihnen bleiben tiefe Gruben ausgespart, die großen Pacchionischen Granulationen entsprechen dürften. Entsprechend der Medianlinie tritt die Crista frontalis breit vor. Auch scheinen in der Falx Osteome vorhanden zu sein. Die Schädelwand zeigt großzellige Spongiosa. Schädelbasis und Sella turcica normal. Nebenhöhlen sehr geräumig.

8. Fall: Tumorartige Hyperostose bei einem 20jährigen Mädchen. (Siehe Tafel I, Fig. 2.)

Die klinischen Symptome bestanden in helmartiger Erhöhung der Calvaria und linksseitigem Exophthalmus.

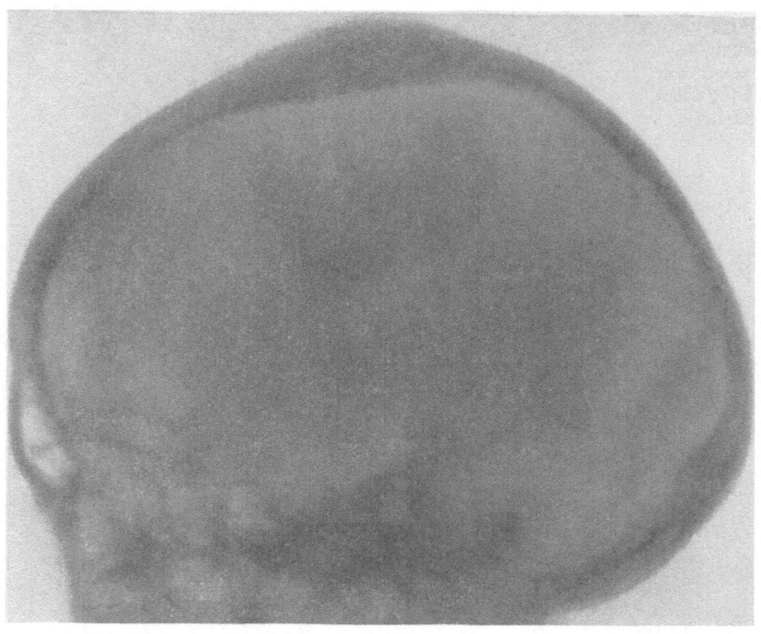

Fig. 61.

Transversale Kopfaufnahme: Lokale Hyperostose des Scheitelbeines, nach außen stärker als nach innen vorgewölbt; entsprechend der Hyperostose ein kalkdichter Schatten innerhalb der Schädelhöhle.

Das Röntgenbild ergibt als Ursache der Schädeldeformität einen kindskopfgroßen, aus spongiösem Knochen bestehenden Tumor, welcher der Scheitelhöhe aufsitzt. Der Übergang der Geschwulst in die Schädelwand erfolgt ohne scharfe Grenze. Die Dicke des Schädels beträgt im übrigen bloß 6 mm. An der Schädelbasis, in der linken Hälfte des Keilbeines, findet sich ein zweiter Knochentumor, welcher mit einer Kuppe von 10 mm Durchmesser das Planum sphenoidale überragt. Beide Tumoren wurden durch Operation entfernt; der letztgenannte Tumor zeigte bei der histologischen Untersuchung das Vorhandensein von sarkomatösen Stellen. (Der Fall wurde von Eiselsberg als multiples Osteom publiziert. Boit faßt ihn als zur Ostitis fibrosa gehörig auf.)

9. Fall: Osteom des Scheitelbeines bei einer 28jährigen Frau mit verkalktem Endotheliom der Dura des Scheitellappens. (Siehe Fig. 61 und 62.)

Die klinischen Symptome bestanden in Kopfschmerzen und einer langsam wachsenden Vorwölbung am Scheitel.

Das Röntgenbild ergab: Schädeldach 6 mm dick, seine Innenfläche eben. Auf der Scheitelhöhe findet sich eine lokale Verdickung der Schädelkapsel, sowohl an der inneren wie an der äußeren Fläche. Ihre größte Dicke beträgt 20 mm. Der hyperostotischen Stelle entsprechend sieht man im Innern des Schädels einen kalkdichten Schatten von Kindsfaustgröße mit scharfen Rändern. Schädelbasis normal.

Die Diagnose „verkalktes Endotheliom der Dura mit Verdickung des anliegenden Schädelknochens" wurde durch Operation und Obduktion bestätigt.

Außer der lokalisierten Hyperostose bei Tumoren der Hirnhäute scheint gelegentlich auch eine diffuse konzentrische Verdickung der Schädelwand

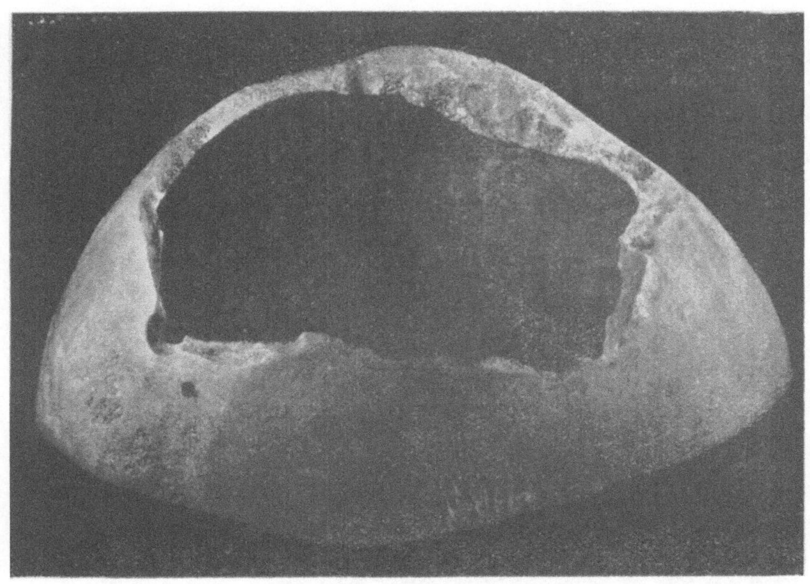

Fig. 62.

Außenansicht der Schädelkalotte des in Fig. 61 röntgenographisch dargestellten Falles nach Anlegung eines großen Ventiles; seine obere Umrandung zeigt den Querschnitt durch die hyperostotische Partie des Scheitelbeines.

bei intrakraniellen Tumoren vorzukommen, wobei die Verdickung meist besonders im Bereich des Schädeldaches ausgeprägt ist, während die Schädelbasis normal oder infolge der Hirndrucksteigerung verdünnt sein kann. Ein derartiger Fall wird durch die folgende Beobachtung repräsentiert.

10. Fall: Konzentrische Hyperostose des Schädeldaches bei einer 36jährigen Patientin. (Siehe Fig. 63.)

Klinische Diagnose: Tumor cerebri.

Bei der Operation fand sich ein Endotheliom der Dura.

Der Röntgenbefund lautete: Schädeldach im Bereich des Scheitel- und Stirnbeines beiderseits bis zu 15 mm verdickt. Die Verdickung betrifft vorzugsweise die Schädelinnenfläche (konzentrische Hyperostose). Die Spongiosa mißt entsprechend der dicksten Stelle 4 mm, die Lamina interna ist 2 mm, die Lamina externa 1 mm breit; die Innenfläche ist glatt. Sella flach, Dorsum sellae dünn.

11. Fall: O s t e o s a r k o m d e s S c h ä d e l d a c h e s b e i e i n e m 32 j ä h r i g e n
M a n n e. (Siehe Fig. 64.)

Die klinische Untersuchung ergibt das Vorhandensein einer kindskopfgroßen,
knochenharten, der Kuppe des Schädeldaches breitbasig aufsitzenden Geschwulst, über
welche mächtige Venenkonvolute der Haut hinziehen.

Der R ö n t g e n b e f u n d lautet: Ein kindskopfgroßer Tumor sitzt helmartig der
Scheitelhöhe auf. Seine größte Sagittalausdehnung beträgt 18 cm, die größte vertikale
Ausdehnung 14 cm. Er erhebt sich allmählich aus der normalen Schädelwand und weist
in seinen zentralen Anteilen eine ziemlich homogene, dichte Knochenstruktur auf,
während seine peripheren Anteile ein netzartiges Gerüst aus breiten Knochenbalken

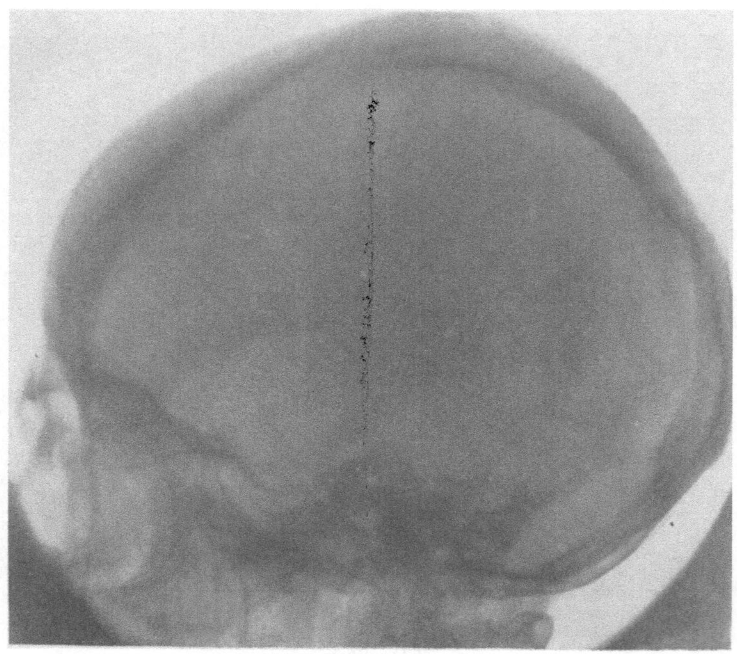

Fig. 63.

Transversale Kopfaufnahme: Konzentrische Hyperostose der Stirn- und Scheitelbeine. Usur des
Dorsum sellae.

besitzen. Innerhalb der Maschen dieses Netzes, ebenso an der äußeren Oberfläche in
einer Dicke bis zu 2 cm finden sich weichteildichte Massen; das übrige Schädeldach ist
6 mm dick, spongiös, von venösen Kanälen durchzogen, die von der Scheitelgegend zur
Basis hin konvergierend verlaufen und eine Breite von 3 mm aufweisen. Die Innenfläche
des Schädels ist normal.

O b d u k t i o n s b e f u n d: Ein Sagittalschnitt in der Medianebene des Schädels
zeigt sehr deutlich die Strukturverhältnisse der Geschwulst und ihre Beziehung zum
Schädeldach. Man erkennt insbesondere auf den ersten Blick ein gelblichweiß gefärbtes
Knochengerüst und ein in den Hohlräumen dieses Gerüstes liegendes Weichteilgewebe
von bräunlicher Farbe. Der Übergang der Geschwulst in das normale Schädeldach erfolgt
ganz allmählich ohne scharfe Grenze. Die Basis der Geschwulst-bildenden Anteile der
Calvaria erscheint stellenweise hochgradig verdünnt und in Form einer Lamelle gegen
das Schädelinnere in leichtem Grade vorgerückt. Die Innenfläche der Schädelwand zeigt
hochgradig vertiefte und verbreiterte Venenfurchen, ist im übrigen vollkommen glatt.

Im Bereich der Schädelbasis, entsprechend dem Keilbeinkörper, finden sich ebenfalls Tumormassen, welche in die Sella turcica vorwuchern und die Hypophyse sowie den Sinus cavernosus einbeziehen. Zahlreiche, zum Teil knochenharte Metastasen finden sich im übrigen Skelett sowie in den inneren Organen.*)

12. Fall: Diffuses osteoplastisches Sarkom (Chlorom) des Schädels (Kautschukschädel) bei einem 3jährigen Kinde. (Siehe Tafel II, Fig. 4.)

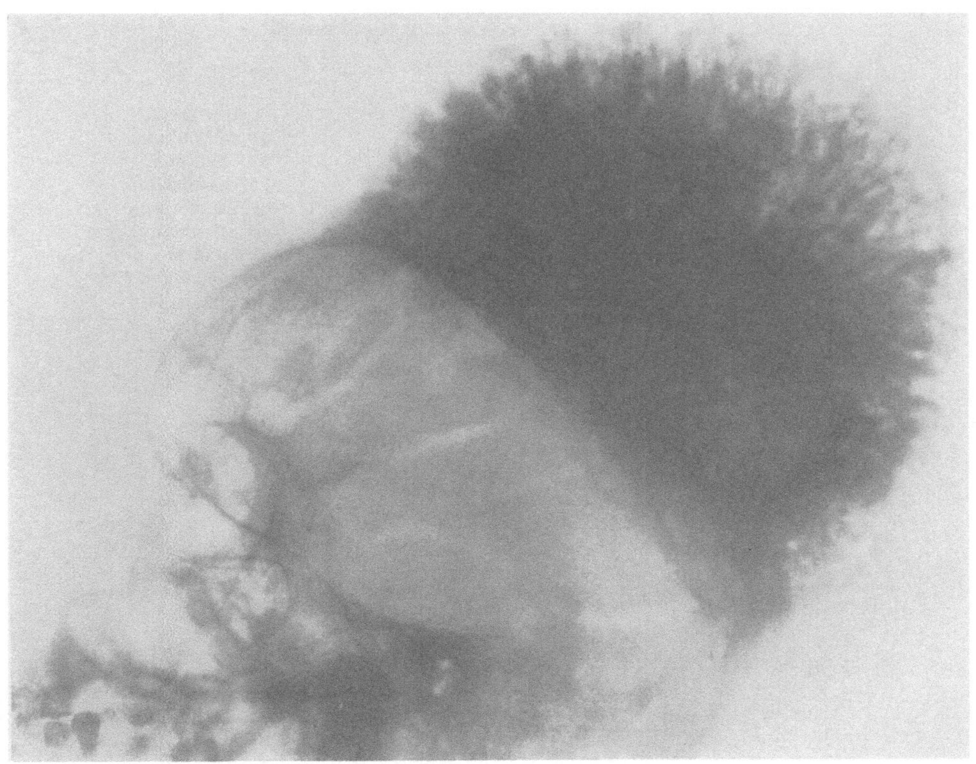

Fig. 64.

Transversale Kopfaufnahme: Helmartiger Knochenauswuchs des Schädeldaches, in seinen peripheren Anteilen von wabiger, im Zentrum von elfenbeindichter Struktur; breite Venenkanäle in der Wand des Schädeldaches.

Der Röntgenbefund lautet: Schädeldach breit, von atrophischer Struktur; seine Dicke beträgt 5 mm; die Außenfläche ist von einer nahezu gleichmäßig dicken, durchschnittlich 4 mm breiten, radiär gestreiften Knochenauflagerung überzogen; an den beiden Schläfengegenden verbreitern sie sich rechts auf 8 mm, links auf 6 mm. Die Geschwulst, deren anatomische Untersuchung sie als Chlorom identifizierte, hatte einerseits zu Knochenapposition in Form einer das gesamte Schädeldach überziehenden Kappe, anderseits zum Schwund der Knochensubstanz des Schädeldaches geführt, wodurch dasselbe eine derartige Veränderung seiner Festigkeit erfuhr, daß es unter dem Druck gegen die Unterlage wie ein Kautschukball deformiert wurde.

------

*) Die Bilder und Präparate des Falles wurden uns von Herrn Primarius Kirchmayer freundlichst zur Verfügung gestellt.

13. Fall: Karzinommetastase des Schädeldaches bei einem 40jährigen Manne. (Siehe Fig. 65 und 66.)

Klinisch: In der Mitte der Stirne eine von der Nasenwurzel beginnende, bis zur Höhe des Scheitels reichende, fast kindskopfgroße, gegen die Basis nicht verschiebliche, von normaler Haut überzogene Geschwulst.

Das Röntgenbild ergibt: Schädeldach 8 mm dick; das Stirnbein zeigt in seinem mittleren Drittel eine faustgroße Tumorauflagerung. Der Tumor besteht größtenteils aus

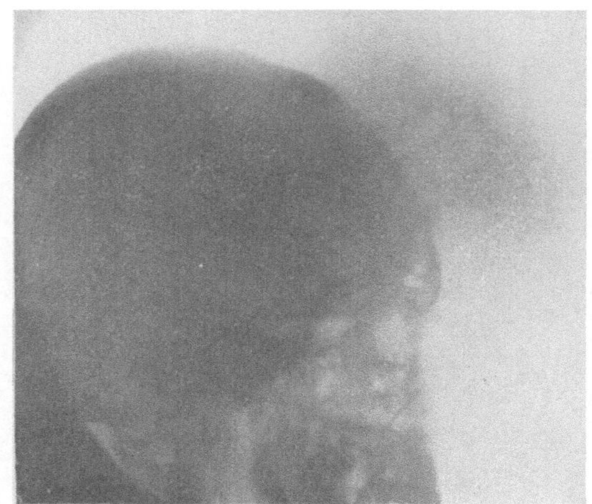

Fig. 65.

Transversale Kopfaufnahme: Weichteilsgeschwulst an der Außenfläche des Stirnbeines, von zarten, netzförmigen Knochenbalken durchsetzt.

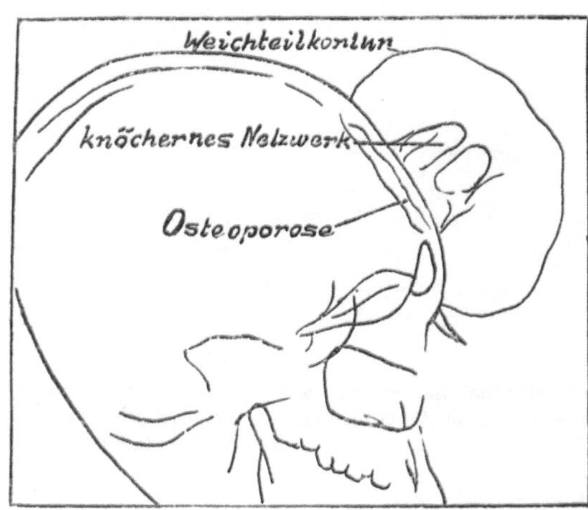

Fig. 66.

Skizze zu Fig. 65.

Weichteilen und enthält nur ein sehr zartes, aus wenigen netzförmigen Bälkchen bestehendes Knochengefüge. Entsprechend dem Ansatz des Tumors zeigt das Stirnbein in seiner ganzen Dicke eine deutliche Herabsetzung der Knochendichte.

14. Fall: Hyperostose des Schädeldaches bei einer 38jährigen Frau mit Schädelmetastasen nach Carcinoma mammae. (Siehe Fig. 67.)

Das Röntgenbild des Kopfes zeigt drei, voneinander verschiedene Veränderungen des Schädelskelettes: 1. mehrere flachhöckerige Enostosen des Stirnbeines; 2. mehrere Aufhellungsherde, beziehungsweise Defekte des Schädelknochens im Bereich des Daches wie auch der Basis, durch Krebsmetastasen erzeugt; 3. eine symmetrische Hyperostose der beiden Scheitelbeine mit einem Durchmesser von 12 mm; die Spongiosa dieser hyperostotischen Anteile zeigt eine porös-fleckige Struktur, die wahrscheinlich durch die karzinomatöse Knocheninfiltration hervorgerufen ist. In diesem Bereich ist die Lamina interna und externa von normaler Beschaffenheit.

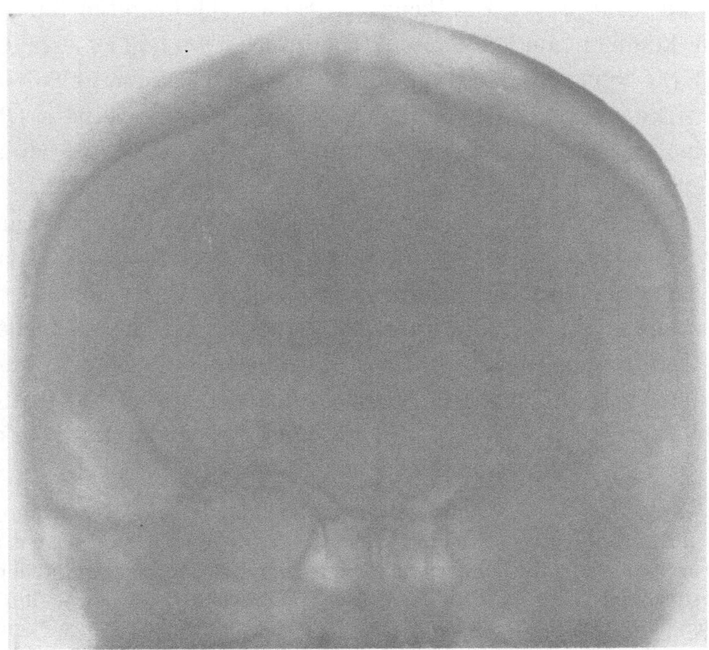

Fig. 67.

Posteroanteriore Kopfaufnahme: Symmetrische, konzentrische Verdickung der Scheitelbeine, fleckige Osteoporose ihrer medialen Anteile.

IX. Entzündliche Hyperostose.

Unter den durch entzündliche Prozesse herbeigeführten Schädelverdickungen kommen am häufigsten die durch S y p h i l i s erzeugten zur Beobachtung. Die syphilitische Hyperostose kann das ganze Schädeldach betreffen oder zirkumskript sein. Im ersteren Falle ist die äußere Oberfläche des Schädeldaches ebenso wie die Innenfläche meist glatt, selten zeigt sie gleichmäßig über die Oberfläche verbreitete Osteophytenbildung in Form einer zarten, flächenhaften Auflagerung. Die Diploe kann in größerem Umfang sklerotisch sein. Bei der zirkumskripten syphilitischen Hyperostose handelt es sich um das Endstadium einer lokalen Osteoperiostitis des Sekundärstadiums oder um eine gummöse Erkrankung des Knochens. Die Verdickung betrifft zumeist die Außenfläche des Schädeldaches, vielfach in der Gegend der Tubera. Gelegentlich finden sich neben den hyperostotischen Partien auch noch destruktive Veränderungen am syphilitisch erkrankten Schädel.

F i n g e r erwähnt den häufigen Ausgang der luetischen Knochenprozesse in Osteosklerose, deren subjektive Symptome meist geringfügig sind. N e u m a n n bezeichnet die Nasenknochen, die Ober- und Unterkiefer als Prädilektionsstellen syphilitischer Hyperostose und hält Fälle allgemeiner Kraniosklerosis für zweifellos luetisch. Bei kongenitaler Lues findet sich eine Hyperostose des Schädels, der bei auffallender Härte des Schädelknochens eine Vorwölbung der Stirn- und Scheitelhöcker zeigt. Flächenhaft ausgebreitete Auflagerungen von Knochensubstanz an der Außenfläche längs der Suturen lassen die Nähte zwischen wulstigen Verdickungen gleichsam verschwinden.

Wir verfügen über 3 Fälle von Verdickung, beziehungsweise Verdichtung der Schädelwand infolge von Syphilis bei Erwachsenen.

1. Fall: S c h ä d e l   m i t   s y p h i l i t i s c h e r   H y p e r o s t o s e   b e i   e i n e m 34 j ä h r i g e n   M a n n e. (Siehe Fig. 68 und 69.)

Klinische Diagnose: Syphilis. Morbus Brightii.

Die Oberfläche des Schädels zeigt ein kribröses Aussehen, welches durch ein zartes Netz von Knochenauflagerungen erzeugt ist. Am R ö n t g e n b i l d : Schädeldach länglich, durchschnittlich 8 mm, im Bereich des Stirnbeines beiderseits 12 mm dick. Die Verdickung des Stirnbeines ist eine diffuse, doch bleiben die medianen Anteile von der Verdickung frei. Die Nähte sind sehr deutlich erkennbar, die Venenfurchen mäßig reichlich. Die Struktur des Schädels weist keine Abnormitäten auf; die Spongiosa ist ziemlich dichtmaschig.

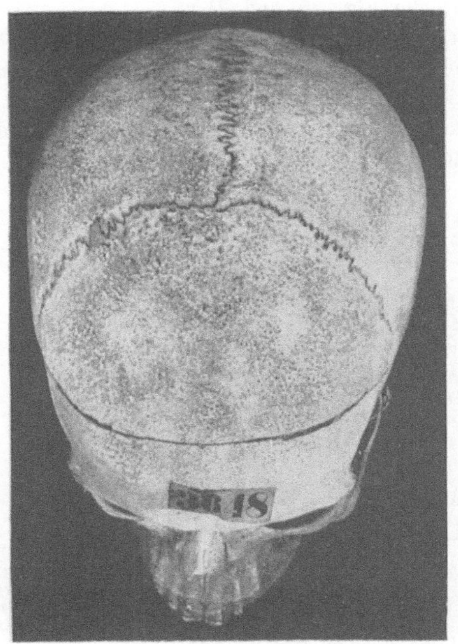

Fig. 68.

Außenansicht einer Schädelkalotte mit moosartigen Knochenauflagerungen.

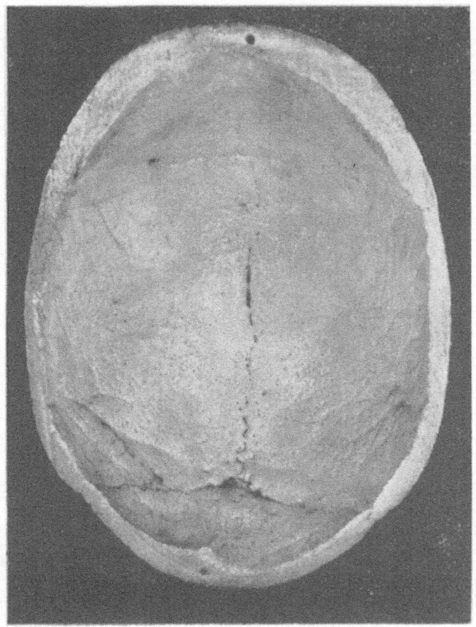

Fig. 69.

Innenansicht der in Fig. 68 dargestellten Schädelkalotte; diffuse Hyperostose und Sklerose; klein-
fleckige, moosartige Knochenauflagerungen der Innenfläche.

2. Fall: Diffuse syphilitische Schädelhyperostose bei einer 28jährigen Frau. (Siehe Fig. 70 und 71.)

Klinisch: Cephalaea unbekannter Ursache.

Am Röntgenbild: Schädeldach 10 mm dick; entsprechend den medialen Anteilen beider Stirnbeine finden sich zarte Absumptionen der Lamina externa.

Die auf Grund des Röntgenbefundes eingeleitete Jodtherapie brachte die Cephalaea innerhalb weniger Tage zum Verschwinden.

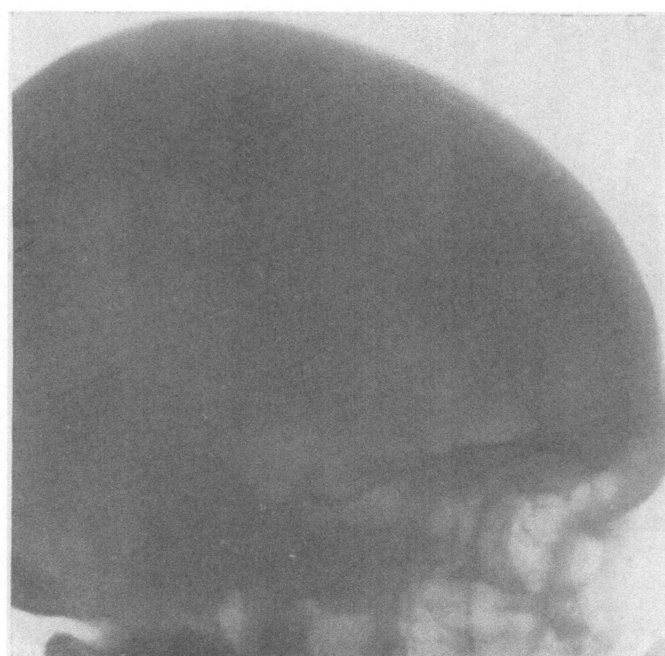

Fig. 70.

Transversale Kopfaufnahme: Diffuse Verdickung und Verdichtung des Schädeldaches, oberflächliche Osteoporose des Stirnbeines.

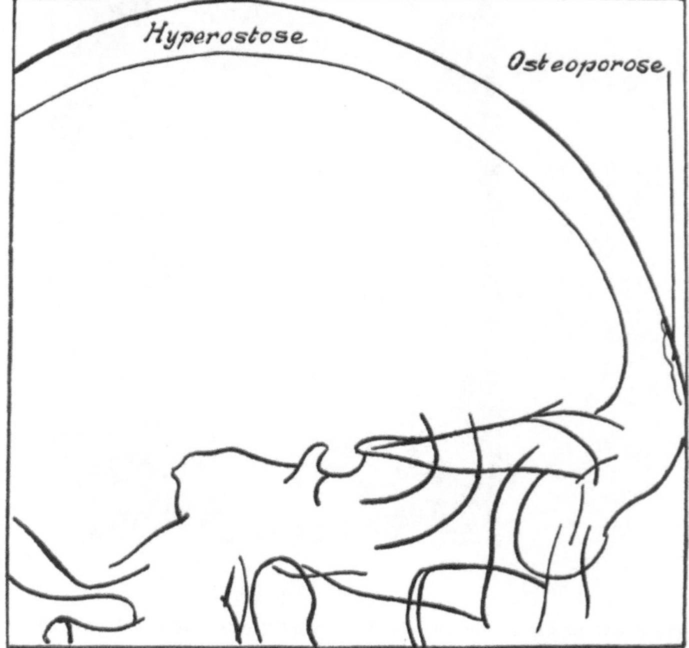

Fig. 71.

Skizze zu Fig. 70.

3. Fall: Osteoperiostitis syphilitica mit Sklerosierung. (Siehe Fig. 72—75.)

Schädeldach bis zu 10 mm dick, Stirnbein und linkes Scheitelbein sklerosiert; diesen Partien entsprechend, zeigt die Lamina externa flache Absumptionen und zarte Auflagerungen.

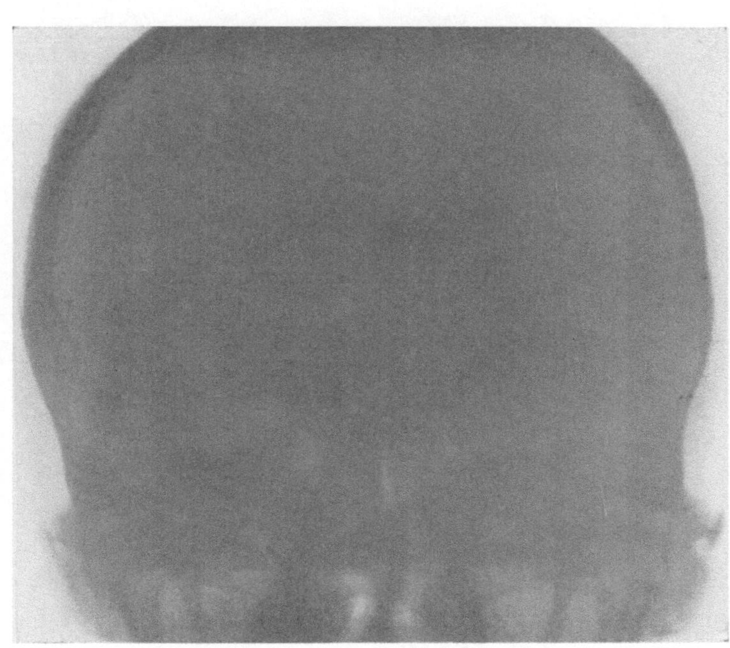

Fig. 72.

Anteroposte-
riore Kopf-
aufnahme:
Leichtgradige
Verdickung
und Verdich-
tung nebst
Absumptionen
und
Osteophyten-
bildung des
linken
Scheitel-
beines.

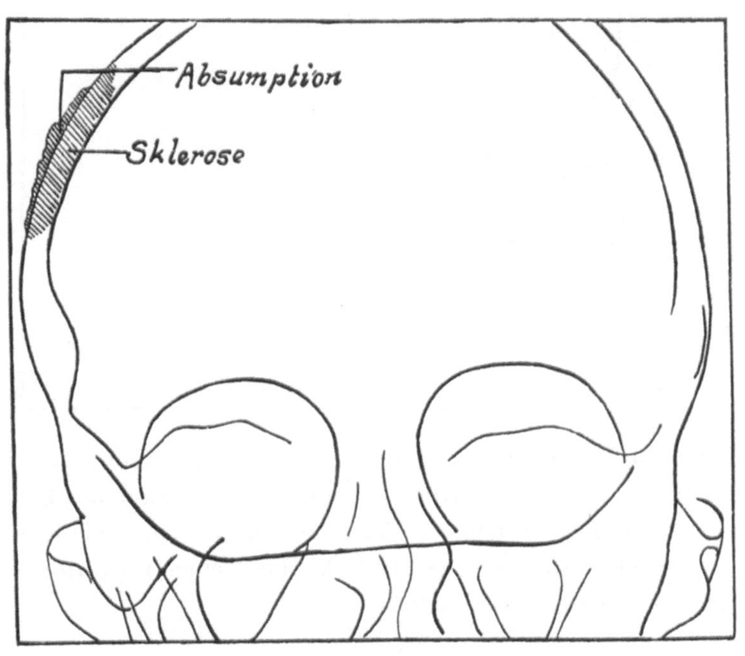

Fig. 73.

Skizze zu
Fig. 72.

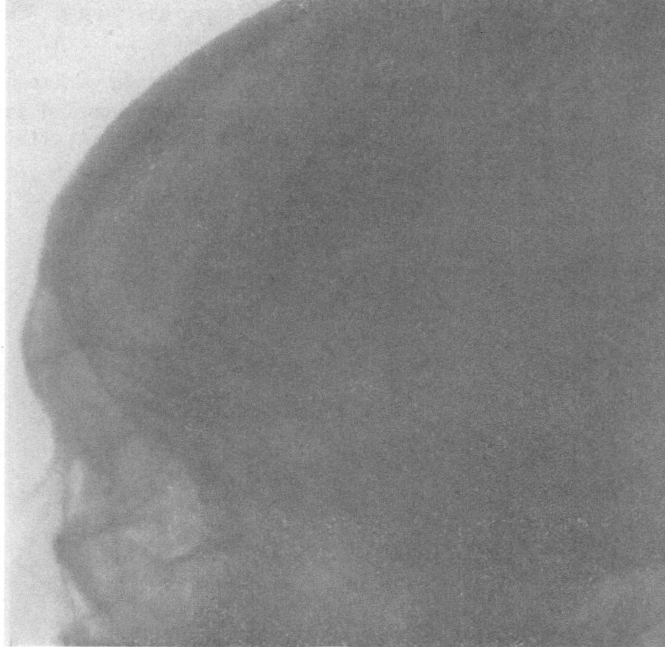

Fig. 74.

Transversale
Aufnahme des
in Fig. 72
dargestellten
Falles: Osteo-
porose des
Stirnbeines.

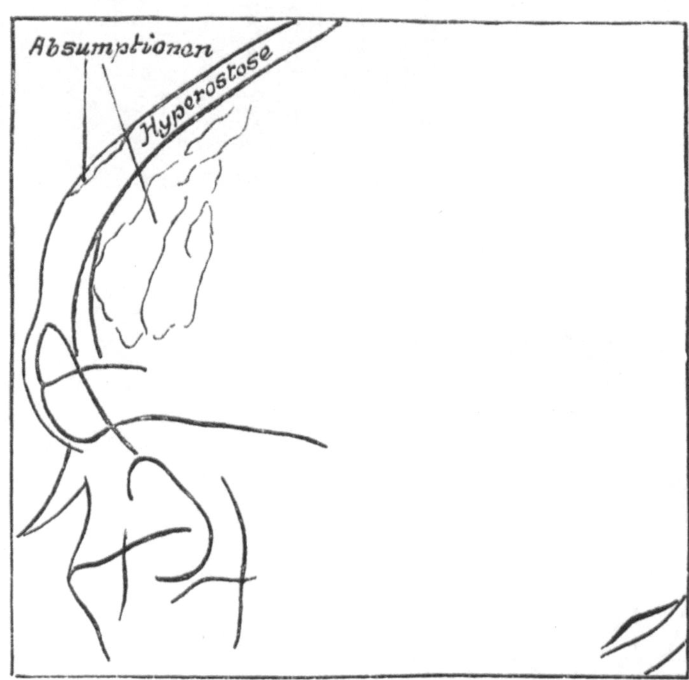

Fig. 75.

Skizze zu
Fig. 74.

Im Anschluß an die Nekrose und Sequesterbildung des Knochens bei Osteomyelitis suppurativa tritt in der Knochenlade eine ossifizierende Osteomyelitis auf, die zu enormen Sklerosen führen kann. So entwickelt sich beispielsweise bei Phosphornekrose des Unterkiefers eine reparatorische Totenladenbildung von steinharter Beschaffenheit.

X. Traumatische Hyperostose.

Hyperostose infolge von Verletzungen des Schädels scheint ein seltener Befund zu sein. Am ehesten hat man noch Gelegenheit, eine Knochenwucherung an der Innenfläche des Schädels bei Impressionsfraktur zu sehen; die gegen das Innere vorgetriebenen Fragmente pflegen durch eine meist nur wenige Millimeter dicke Masse von Knochenkallus verbunden zu sein. An der Außenfläche fehlt der Kallus fast stets, es bleibt vielmehr die durch Impression entstandene Aushöhlung zumeist für alle Zeiten bestehen. Abgesehen von der Impressionsfraktur zeigen die Brüche des Schädels keine Tendenz zu hyperostotischer Kallusbildung. Die Bruchspalten können vielmehr jahrelang offen bleiben oder können, insbesondere während der Wachstumszeit, infolge Expansion des Gehirnes gedehnt werden. Durch ein chronisches Trauma scheint Hyperostose der Schädelwand gleichfalls entstehen zu können.

Gelegentlich sah man z. B. eine periostale Knochenanbildung nach langedauernder Umschnürung des Schädels mittels eines Gummibandes. Auch bei den Holzschneidern, welche große Bretter auf ihrem Scheitel tragen und verschieben, soll sich infolge der chronischen Reizung eine beträchtliche Hyperostose des Schädels ausbilden.

An dieser Stelle seien auch die traumatischen Kephalhämatome erwähnt. Nach der Darstellung von K ü t t n e r haben die durch K e p h a l h ä m a t o m e der Neugeborenen und Kinder im 1. Lebensjahr verursachten Schädelverdickungen ein charakteristisches Aussehen. Sie finden sich zumeist im Bereich des hinteren oberen Winkels der Scheitelbeine und bilden Knochenschalen, welche über das Niveau ihrer Umgebung als flache Wülste vortreten in Form einer niedrigen Periostose. Auf ihren Kuppen können die Knochenschalen einzelne Knochenstückchen, ähnlich den W o r m schen Schaltknochen, tragen. Auch bei der mit Impression der Schädelwand einhergehenden Fraktur der Neugeborenen kommt es im Verlaufe der Heilung meist zur Knochenausfüllung des rinnen- oder trichterförmigen Defektes der Schädelaußenfläche.

Wir verfügen über 3 Fälle von Impressionsfrakturen des Schädeldaches, welche mit leichter Kallusbildung geheilt erscheinen, ferner je einen Fall von schalenförmiger Exostose in der Gegend des Scheitelhöckers, beziehungsweise Hinterhauptes, wahrscheinlich Residuen von Kephalhämatomen der Kindheit.

1. Fall: G e h e i l t e I m p r e s s i o n s f r a k t u r n a c h S c h u ß v e r l e t z u n g. (Siehe Fig. 76.)

Entsprechend der linken Schläfengegend erscheint die Schädelwand verdickt und verdichtet. Die Lamina interna springt 3 mm über das Niveau der Umgebung vor. Die Lamina externa ist nabelartig gehöhlt. An ihrer Außenfläche liegen Projektilsplitter in den Weichteilen.

2. Fall: Geheilte Impressionsfraktur des rechten Scheitel beines. (Siehe Fig. 77 und 78.)

Entsprechend der Verletzungsstelle zeigt die Schädelinnenwand eine kuppenförmig gegen das Cavum cranii vorgetriebene Verdickung (Kallus); innerhalb dieser Partie sind die Schichten der Schädelwand noch stellenweise erkennbar.

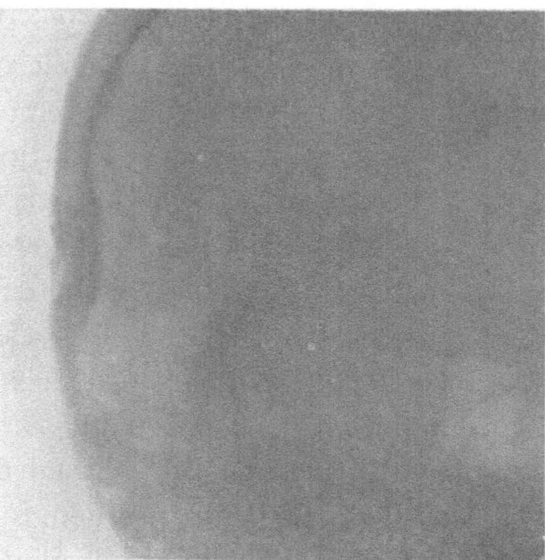

Fig. 76.

Tangentiale Aufnahme der linken Schläfengegend: Geheilte Impressionsfraktur mit mäßiger Verdickung und Verdichtung der imprimierten Schädelpartie.

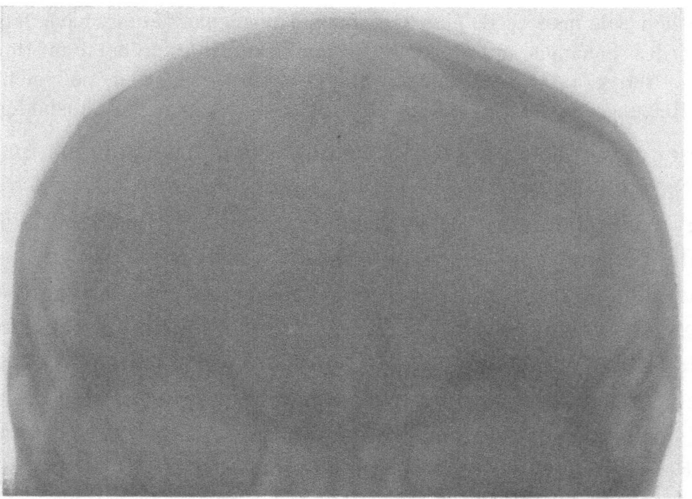

Fig. 77.

Anteroposteriore Kopfaufnahme: Geheilte Impressionsfraktur und Kallusbildung mäßigen Grades an der Innenfläche der imprimierten Schädelpartie.

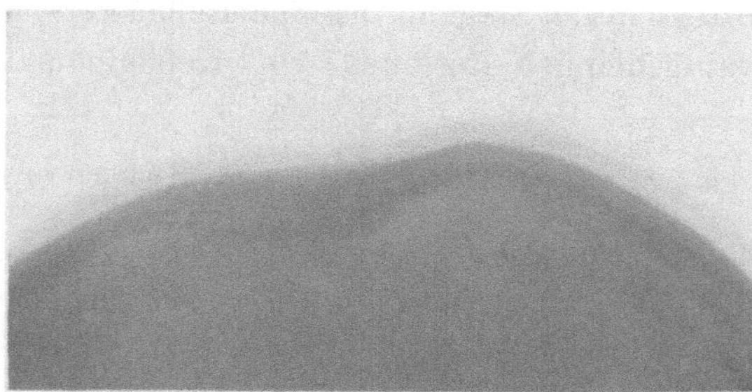

Fig. 78.

Tangentiale Aufnahme des in Fig. 77 dargestellten Falles.

3. Fall: Geheilte Impressionsfraktur des linken Stirnbeines.
(Siehe Fig. 79.)

Schädeldach 5 mm dick. Entsprechend einer sicht- und tastbaren Delle der Stirngegend erscheint die Schädelwand gegen das Cavum cranii vorgetrieben, wobei die Schichtenbildung der vorgetriebenen Partie deutlich erhalten ist. Die Kuppe der Vorwölbung springt 5 mm gegen das Schädelinnere vor.

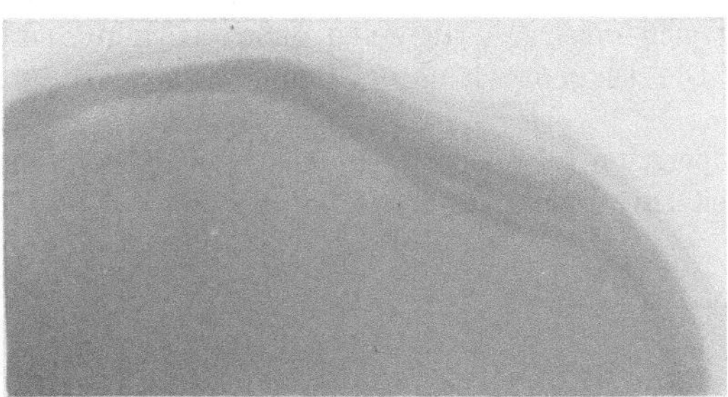

Fig. 79.

Tangentiale Kopfaufnahme: Vorwölbung der Schädelwand gegen das Cavum cranii und mäßige Verdickung der imprimierten Schädelpartie.

4. Fall: Exostose des Scheitelbeines (Kephalhämatom?) bei einem 30jährigen Mann. (Siehe Fig. 80.)

Klinisch: Psychose vom Typus der Hebephrenie. Flache, umschriebene Vorwölbung der zentralen Partie des rechten Scheitelbeines.

Das Röntgenbild zeigt, daß entsprechend der Vorwölbung die Lamina interna normal ist, die Lamina externa dagegen erscheint blasenartig vorgetrieben, so daß die Stelle um 4 mm verdickt erscheint. Die Diploe weist eine großwabige Struktur in einem Umkreis von 6 cm Durchmesser auf. Mit Rücksicht auf die Lage und das schalenartigschwammige Gefüge der Hyperostose kann, trotzdem über die Entstehung der Scheitelbeinverdickung anamnestisch keine Auskunft erhalten werden konnte, angenommen werden, daß es sich um eine periostale Knochenbildung handelt, welche einem in der Jugend aufgetretenen Kephalhämatom ihre Entstehung verdankt.

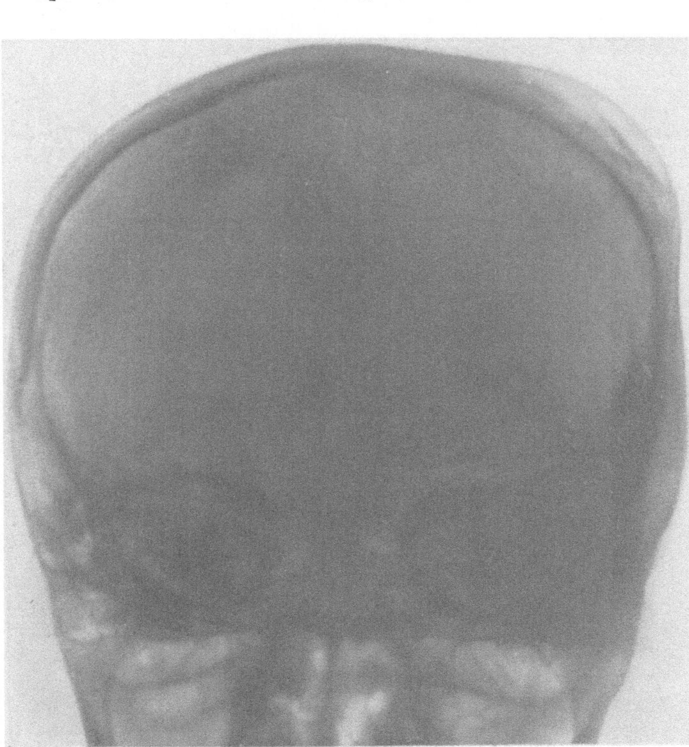

Fig. 80.

Anteroposteriore Kopfaufnahme: Lokale Verdickung im Bereiche des rechten Scheitelbeines mit Verdünnung der Lamina externa und wabiger Struktur der Diploe im Bereiche der verdickten Stelle.

5. Fall: Schalenartige Verdickung der Schädelwand nach traumatischem Kephalhämatom bei einer 30jährigen Frau. (Siehe Fig. 81.)

Klinischer Befund: Epilepsie; homonyme Quadrantenhemianopsie nach schwerem Schädeltrauma im zweiten Lebensjahr. Im Bereich des Hinterhauptes tastet man einen handtellergroßen Defekt der Schädelwand, welcher von einer schwappenden, sichtbar pulsierenden Weichteilgeschwulst überdeckt erscheint.

Das Röntgenbild zeigt rings um den Defekt der Schädelwand einen mächtigen Knochenwall, welcher schalenartig nach außen vorragt und stellenweise eine Höhe von 2 cm erreicht. Die Diagnose lautete: Meningokele spuria traumatica mit Bildung einer Knochenschale.

Bei der Operation fand sich im Bereich des Defektes eine den linken Hinterhauptslappen zum Teil substituierende Zyste.

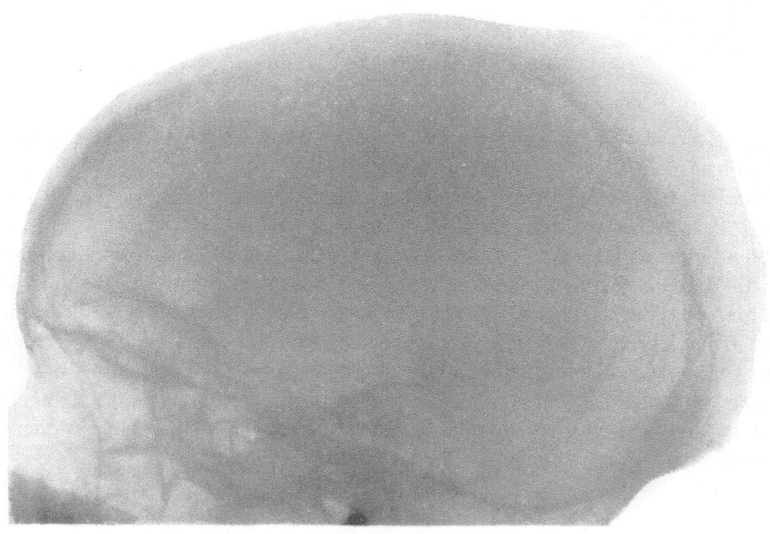

Fig. 81.

Transversale Kopfaufnahme: Knochenwall an der hinteren Hälfte des Schädeldaches.

XI. Kompensatorische Hyperostose.

In dieser Gruppe fassen wir eine Reihe von Schädelverdickungen zusammen, deren gemeinsame Eigentümlichkeit darin liegt, daß die Schädelwand gegen das Cavum cranii sich verdickt zeigt, wobei als Ursache dieser Verdickung die Tendenz des Knochens zur Ausfüllung eines Schwundes der intrakraniellen Gebilde in Betracht kommt. Die häufigst beobachteten Typen dieser kompensatorischen Hyperostose sind: 1. der hyperostotische Mikrokephalus; 2. die Schädelhyperostose bei zerebraler Kinderlähmung, Idiotie, Epilepsie und bei Psychosen; 3. der hyperostotische Hydrokephalus; 4. die senile Enostose des Stirnbeines.

Die unter 1 und 2 genannten Formen können vorwiegend oder ausschließlich halbseitig ausgeprägt sein, wobei meist das Schädeldach stärker verdickt ist als die Schädelbasis, doch kommt gelegentlich auch das Gegenteil zur Beobachtung. Bei Mikrokephalie findet sich öfters eine kongenitale Verdickung der Schädelwand (Weinnoldt).

Bei zerebraler Kinderlähmung findet sich am häufigsten Hemihyperostose. Die Form und Größe dieser Schädel weist meist keine wesentliche Abnormität auf, doch können leichte Asymmetrien der Schädelhälften vorhanden sein, meist in dem Sinne, daß die der kranken Hirnhälfte entsprechende Schädelhälfte verkleinert erscheint. Diese Schädelhälfte ist meist gleichzeitig verdickt, wobei die Dickenzunahme gegenüber der normalen Seite gewöhnlich das Doppelte beträgt. Die halbseitige Hyperostose zeigt einen diffusen Charakter und pflegt Schädeldach und Basis gleichförmig zu betreffen. Die Struktur der Hyperostose zeigt keine Abnormität, die Schichtenbildung der Schädelwand ist deutlich erhalten. Die Verdickung kommt vorwiegend durch Zunahme der Spongiosa zustande, auch die Lamina interna ist etwas verbreitert. In allen Fällen handelt es sich um eine konzentrische Form der Hyperostose, welche offenbar als kompensatorisch zu betrachten ist in dem Sinne, daß der durch Hypoplasie der erkrankten Hirnhälfte frei werdende Raum teilweise von Knochen ausgefüllt wird. Auch die der kranken Seite entsprechenden Nebenhöhlen pflegen ausgedehnter zu sein.

Die Hyperostose bei Idioten tritt in Form einer diffusen Verdickung der Schädelbasis ein- oder beiderseitig auf. Meist ist dabei auch das Schädeldach symmetrisch oder auf der der verdickten Basishälfte entsprechenden Seite konzentrisch hyperostosiert. Die Verdickung pflegt in diesen Fällen keine höheren Grade zu erreichen, meist handelt es sich um eine Verplumpung der basalen Schädelanteile und um Fehlen der durch das Gehirn hervorgerufenen Reliefbildung der basalen Schädelinnenfläche. Offenbar liegt in diesen Fällen nur eine Sonderform der vorhin beschriebenen Hyperostose bei zerebraler Kinderlähmung vor.

Wir verfügen über 3 Fälle von halbseitiger Schädelverdickung bei zerebraler Kinderlähmung.

1. Fall: Rechtsseitige Schädelverdickung bei einem 17jährigen Mädchen mit linksseitiger zerebraler Kinderlähmung.

Die posteroanteriore Röntgenaufnahme des Kopfes zeigt, daß das Schädeldach annähernd symmetrisch geformt ist. Die linke Schädelhälfte ist bis auf 10 mm, die rechte bis auf 15 mm verdickt, spongiös; die Lamina interna ist rechts 3 mm dick, die Stirnhöhle rechts wesentlich größer als links. Das Niveau der Schädelgruben steht rechts höher als links.

Besonders bemerkenswert ist bei diesem Falle, daß die beiden Schädelhälften, von außen betrachtet, gleiche Form und Größe aufweisen, während infolge konzentrischer Verdickung und Hochstandes der rechtsseitigen Schädelbasis sowie Hyperostose der rechten Hälfte des Schädeldaches eine Verkleinerung der rechten Hälfte des Cavum cranii am Röntgenbilde erkennbar ist. Der beträchtliche Größenunterschied dürfte durch Raumausfüllung auf der Seite der geschrumpften Hirnhälfte zustande gekommen und nicht als Zufallsbefund aufzufassen sein.

2. Fall: Rechtsseitige Schädelverdickung bei linksseitiger zerebraler Kinderlähmung.

Die anteroposteriore Röntgenaufnahme des Kopfes zeigt, daß beide Schädelhälften verschiedene Größe haben; die rechte ist kleiner und 10 mm dick, die linke stärker ausladend und 5 mm dick; auch an der Schädelbasis ist die Differenz beider Schädelhälften erkennbar. Das Niveau der rechtsseitigen Schädelgrube steht höher als das der linken.

3. Fall: Schädelkalotte mit rechtsseitiger Verdickung bei einer 37jährigen Epileptikerin mit atrophischer Sklerose der linken Großhirn- und rechten Kleinhirnhemisphäre. (Siehe Fig. 82.)

Im 4. Lebensjahr trat unter Fraisen eine Lähmung des linken Armes auf. Schädeldach rechts etwas kleiner als links. Die Dicke des Schädels rechts durchschnittlich 8 mm, links 4 mm, das Stirnbein rechts 14 mm, links 9 mm dick. Die Verdickung ist eine konzentrische. Das Röntgenbild der Kalotte zeigt die Nähte größtenteils obliteriert. Die Struktur beider Schädelhälften ist spongiös, die Venenfurchen sind mäßig reichlich, ohne Differenz beider Hälften.

Die bei Epilepsie und Psychosen beobachteten Schädelverdickungen[*] scheinen durchaus nicht einheitlicher Genese zu sein. In einem Teil der Fälle handelt es sich wohl um die mit zerebraler Kinderlähmung

---

[*] Nach Ganter schwankt das Gewicht des Schädeldaches bei Normalen um 300 g. Ein epileptisches Schädeldach ist häufig schwerer. Das Höchstgewicht betrug 720 g.

Süsse findet im Gegensatz zu Alzheimer, der Verdickung des Schädeldaches mit Schwund der Diploe bei vielen, mit Atrophie des Gehirns einhergehenden Geisteskrankheiten, besonders bei alten Paralysen und Dementia praecox-Fällen, beschreibt, daß die Paralytiker keine schwereren, dickeren Knochen haben als Leute ohne Paralyse, zumal auch bei hirngesunden Menschen dicke Schädeldächer vorkommen können. Der größere Schädel scheint oft relativ dünnere Wände zu haben als der kleine Schädel.

verbundene kompensatorische Hyperostose; eine zweite Gruppe bilden die Fälle symptomatischer Epilepsie im Gefolge von Tumoren des Gehirnes.

Was die eben erwähnte Schädelverdickung bei Tumoren des intrakraniellen Inhalts betrifft, so kommen, wenn wir absehen von der die Hypophysentumoren begleitenden Akromegalie, zwei Formen von Hyperostose in Betracht, nämlich die diffuse, konzentrische Hyperostose des Schädeldaches und die zirkumskripte Verdickung des Schädels. Die diffuse Hyperostose betrifft meist bloß das Schädeldach; die Schädelbasis zeigt entweder keinerlei Veränderung oder aber es findet sich die bei Tumoren des intrakraniellen Inhalts häufig vorhandene Verdünnung mit Usurierung der Schädelbasis.

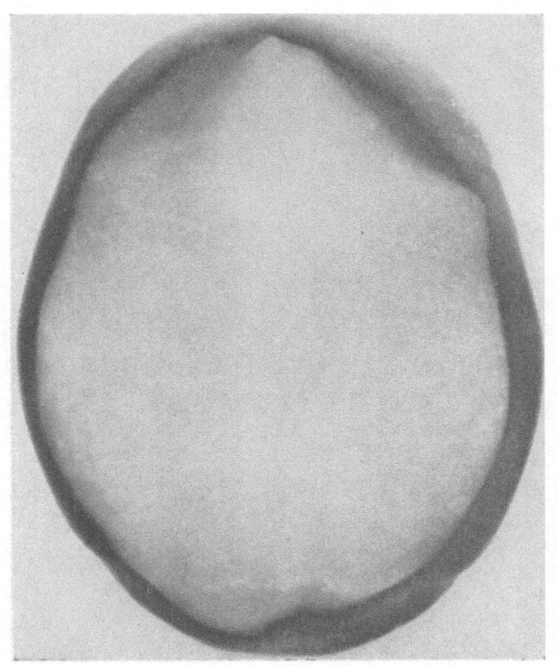

Fig. 82.

Axiale Aufnahme einer Schädelkalotte mit halbseitiger konzentrischer Hyperostose.

Meist scheint es sich in diesen Fällen um Endotheliome (Meningiome) der Hirnhäute zu handeln, deren langsames Wachstum nicht zur Verdünnung, sondern eher zur Verdickung der Schädelinnenfläche Veranlassung gibt.

Eine eigenartige Form basaler, insbesondere die Sella turcica betreffender Hyperostose wurde von Johnston als Ursache der genuinen Epilepsie betrachtet. Gelegentlich dürfte die epileptische Erkrankung des Gehirns sekundär zur Verdickung der Schädelinnenfläche führen.

Zuweilen liegt der Verdickung bei Epilepsie ein mit Hyperostose geheilter Hydrokephalus zugrunde. Die letztgenannte Form ist gekennzeichnet durch die Kugelform und abnorme Größe des Schädels und durch eine, meist keine höheren Grade erreichende konzentrische Hyperostose, deren Innenfläche entweder eben oder wulstig uneben ist, wobei die Gefäßfurchen und Pacchionischen Gruben stark vertieft sein können. Ähnlich wie das Schädeldach pflegt auch die Schädelbasis wulstig verdickt zu sein. Hyperostose bei geringgradiger Vergrößerung ist auch ein Charakteristikum des s y p h i l i t i s c h e n Hydrokephalus.

Als Beispiele von diffuser konzentrischer Hyperostose des Schädeldaches bei ausgeheiltem H y d r o k e p h a l u s betrachten wir die folgenden 3 Fälle.

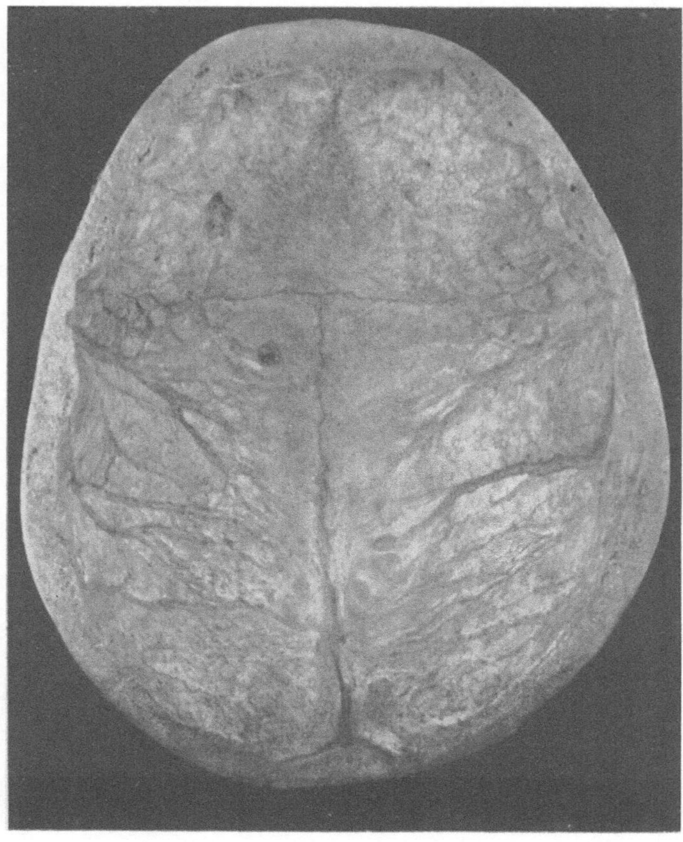

Fig. 83.

Innenansicht einer Schädelkalotte mit wulstigen Verdickungen der Schädelinnenfläche.

1. Fall: S c h ä d e l k a l o t t e   m i t   d i f f u s e r,   k o n z e n t r i s c h e r   H y p e r-o s t o s e   (n a c h   H y d r o k e p h a l u s?)   b e i   e i n e m   35 j ä h r i g e n   E p i l e p t i k e r. (Siehe Fig. 83 und 84.) (Aus der Anstalt Bethel bei Bielefeld.)
Klinische Diagnose: Epilepsie (Hydrokephalus).
Das Schädeldach in allen Durchmessern sehr geräumig (hydrokephal). Die linke Schädelhälfte breiter und kürzer als die rechte, die Außenfläche des Schädels glatt, die Lamina externa 1·5 mm dick; die Innenfläche zeigt ein eigenartiges Relief, indem die Furchen für die venösen Sinus zahlreiche, reich verzweigte, breite und tiefe Halbkanäle bilden, zwischen denen wulstartige Verdickungen der Schädelinnenwand prominieren. Durch mehrere große Pacchionische Gruben erscheint die Schädelwand stellenweise hochgradig verdünnt. Die durchschnittliche Schädeldicke ist größer als normal. Entsprechend den vorhin beschriebenen Wülsten wächst die Dicke bis auf 10 mm. Die Nähte sind deutlich erkennbar. Das R ö n t g e n b i l d läßt eine grobmaschig spongiöse Struktur der Hyperostose feststellen.

2. Fall: Diffuse konzentrische Hyperostose des Schädeldaches bei einem 39jährigen Manne. (Pathologisches Institut, Pr.-Nr. 608.)
Das Schädeldach von normaler Größe und Form, symmetrisch, auffallend schwer. Scheitelbein 10 mm, Stirnbein 15 mm dick. Die Grenze zwischen Stirn- und Scheitelbein entsprechend der Furche des Sinus spheno-parietalis bloß 3 mm dick. Venenfurchen und Pacchionische Gruben ziemlich reichlich, Nähte vorhanden. Die Schädelbasis von normaler Konfiguration, ihre Wände sind dünn, ihre pneumatischen Räume groß. Sella turcica von normaler Konfiguration. Das Röntgenbild der Schädelkalotte zeigt die feinmaschig-spongiöse Struktur der hyperostotischen Schädelwand und das wulstartige Vortreten der Verdickung beider Stirnbeine gegen das Cavum cranii.

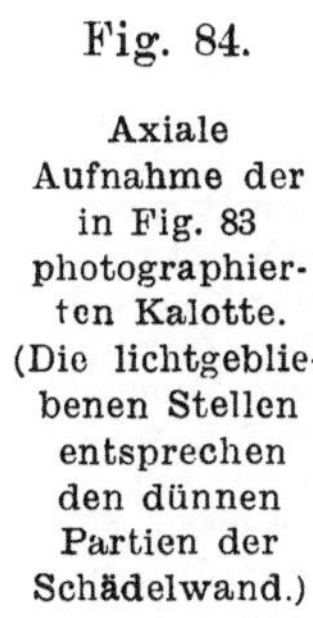

Fig. 84.

Axiale Aufnahme der in Fig. 83 photographierten Kalotte. (Die lichtgebliebenen Stellen entsprechen den dünnen Partien der Schädelwand.)

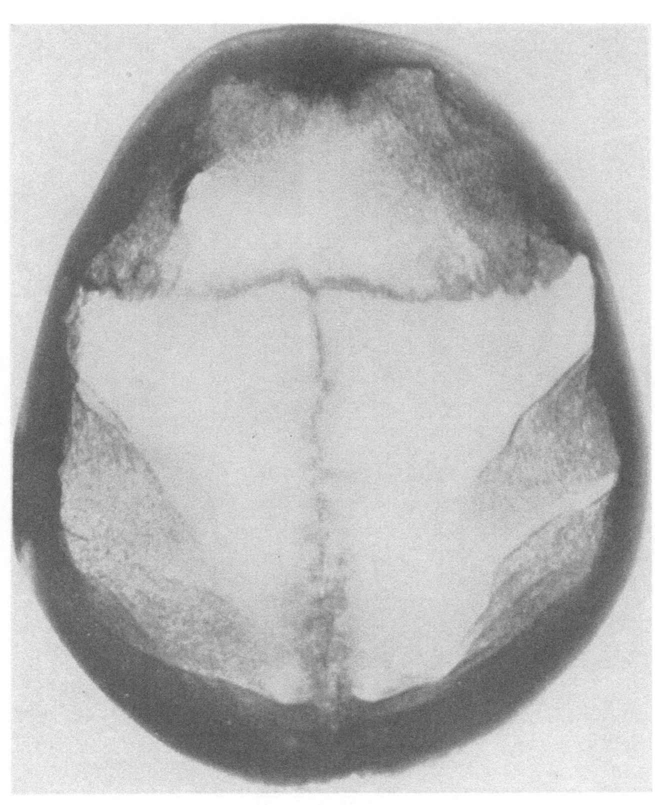

3. Fall: Hyperostosis porosa bei einem 16jährigen Knaben mit Epilepsie und linksseitiger zerebraler Kinderlähmung.
Die anteroposteriore Röntgenaufnahme des Kopfes ergibt: Schädeldach hydrokephal vergrößert, die linke Hälfte von gleichmäßiger Dicke, bis 10 mm, spongiös. Lamina interna und externa als dünne Streifen erkennbar. Rechts, entsprechend dem Zentrum des Scheitelbeines, eine lokale Verdünnung des Schädeldaches, welche sich bei der Operation als Usur der Schädelinnenfläche durch arachnoidale Zystenbildung erwies.

Die senile Hyperostose des Schädels stellt sich als eine eigentümliche Art von Schädelverdickung dar, welche charakterisiert ist durch flächenhafte Auflagerungen von Knochen an der Innenfläche der vorderen Schädelanteile, meist nur des Os frontale beiderseits. Die Form und Größe dieser Schädel weist keine Abnormität auf; auch die Durchschnittsdicke pflegt das

Mittelmaß nicht zu überschreiten. Die Struktur des Schädels ist von normaler Beschaffenheit, die Nähte und Gefäßfurchen zeigen ein der Norm entsprechendes Verhalten. Das S t i r n b e i n weist hingegen eine beträchtliche Verdickung auf, welche durch flächenhafte Knochenauflagerungen hervorgerufen ist. In typischen Fällen bestehen dieselben aus spongiösem Gewebe und sind von einer dünnen Schichte kompakten Knochens bedeckt. Die der Medianlinie benachbarten Anteile des Stirnbeines sind ebenso wie die orbitalen Anteile des Os frontale von der Hyperostose zumeist frei. Nach

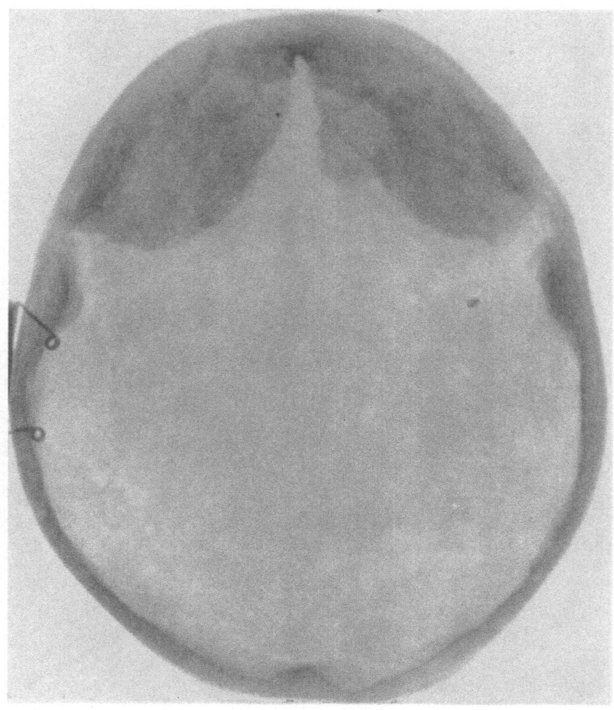

Fig. 85.

Axiale Aufnahme einer Schädelkalotte mit mächtigen Knochenauflagerungen auf der Innenfläche der lateralen Partien beider Stirnbeinhälften und der angrenzenden Teile der Scheitelbeine mit Aussparung der medianen Anteile des Stirnbeines und der Koronarnahtgegend.

hinten pflegen die Auflagerungen die Grenze des Stirnbeines nicht zu überschreiten, doch kommt gelegentlich auch eine Ausdehnung der Knochenapposition auf die dem Stirnbein benachbarten Anteile des Scheitelbeines vor. In diesen Fällen bleibt die der Kranznaht entsprechende Zone als Furche zwischen den frontalen und parietalen Appositionen ausgespart. Die Knochenauflagerungen zeigen, von der Innenfläche gesehen, eine an ein Gebirgsrelief erinnernde Zerklüftung. Der Übergang in die normalen Knochenanteile erfolgt meist mit scharfer Grenze, seltener allmählich. Die Schädelbasis zeigt keine Veränderung, ebensowenig das Gesichtsskelett. Was die Entstehungsursache der genannten Form von Stirnbeinhyperostose betrifft, so kann man annehmen, daß die Hyperostose als Ersatz für den durch Gehirnatrophie freiwerdenden Raum bestimmt ist. Gelegentlich scheint die flächenhafte Enostose hingegen eher den Charakter einer Geschwulstbildung zu besitzen; dementsprechend sind auch klinische Symptome im

Sinne von Hirndrucksteigerung vorhanden, insbesondere Kopfschmerzen, zuweilen epileptische Anfälle.

Wir verfügen über eine große Anzahl von Röntgenbildern seniler Hyperostose des Stirnbeines. Zumeist handelt es sich um Personen des 6., 7. und 8. Dezenniums. Ein Teil dieser Fälle stammte aus Irrenanstalten; 2 Fälle zeigten gleichzeitig Erweiterungen der Sella turcica durch Tumor der Hypophyse. (Siehe Seite 22, 9. Fall und Seite 85, 9. Fall.)

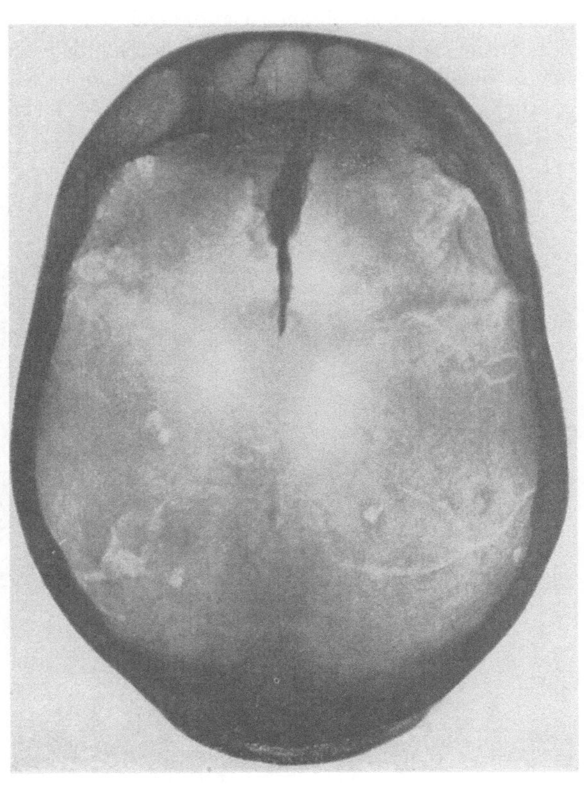

Fig. 86.

Axiale Aufnahme einer Schädelkalotte mit konzentrischer Verdickung des Stirnbeines, ausgedehnter Pneumatisierung desselben und mächtiger Verknöcherung des frontalen Abschnittes der Falx.

1. Fall: S c h ä d e l e i n e r 6 6 j ä h r i g e n G e i s t e s k r a n k e n m i t a u s - g e d e h n t e r f r o n t a l e r E n o s t o s e. (Siehe Fig. 85.)

Auszug aus dem Obduktionsbefund: Ungewöhnliche Fettleibigkeit. Atrophie des Gehirns, besonders der Stirnlappen.

Schädeldach länglich, 4 mm dick; im Bereich des Stirnbeines eine mächtige, konzentrische Hyperostose, welche in mehreren Reihen von drusigen Exkreszenzen die lateralen Partien beider Stirnbeine verdickt. Der an das Stirnbein angrenzende Teil des Scheitelbeines zeigt beiderseits gleichfalls leichte Drusenbildung, welche jedoch von der vorher beschriebenen durch tief einschneidende Venenfurchen getrennt ist. Schädelbasis dünn, normal konfiguriert. Die drusigen Auflagerungen überkleiden auch in dünner Schichte die Orbitaldächer und bilden in den mittleren Schädelgruben, besonders links, warzige Auflagerungen.

2. Fall: S c h ä d e l k a l o t t e e i n e r 7 6 j ä h r i g e n F r a u m i t S t i r n b e i n - h y p e r o s t o s e. (Siehe Fig. 86.)

Schädeldach länglich, 7 mm dick, spongiös. Lamina externa 1 mm dick, Lamina interna papierdünn. Nähte nicht vorhanden, statt ihrer sklerotische Streifen. Stirnbein bis zu 15 mm verdickt in Form dreier, gegen die Schädelhöhle vorspringender Wülste, welche größtenteils spongiöser Struktur sind. Große Stirnhöhle. Die Oberfläche der hyperostotischen Partien ist leicht uneben, durch höckrige Auflagerungen. Entsprechend der Falx ein ausgedehntes „Osteom". Am Röntgenbild Diploevenen von mittlerer Größe.

3. Fall: Schädelkalotte mit frontalen Enostosen bei einer 53jährigen Frau. (Siehe Fig. 87.)

Schädeldach von dolichokephalem Typus, 3 mm dick. Das Stirnbein zeigt eine beträchtliche Verdickung durch höckrige Enostosen der Lamina interna. Dieselben ragen bis zu 6 cm über die Innenfläche vor. Sie sind symmetrisch angeordnet. Die Furche des Sinus longitudinalis ist nach hinten zu auffallend tief. Die der Medianlinie benachbarten Partien des Stirn- und Scheitelbeines sind beträchtlich verdünnt, die Furchen beider Sinus sphenoparietales tief. Am Röntgenbild normale Venenfurchen in der Diploe, letztere spärlich, von normaler Struktur. Nähte nicht mehr erkennbar.

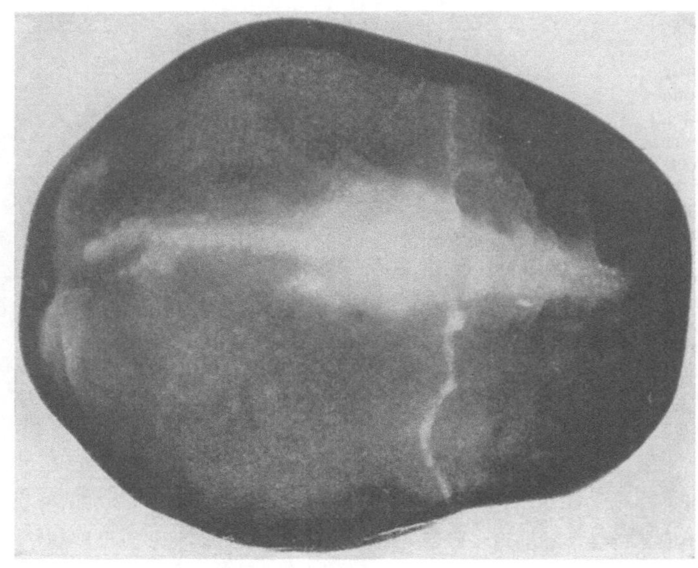

Fig. 87.

Axiale Aufnahme der Schädelkalotte: Drusige Exostosen der Innenfläche beider Stirnbeinhälften,
Verdünnung der medialen Partien der Stirn- und Scheitelbeine.

4. Fall: Schädelkalotte mit konzentrischer Hyperostose bei einer 62jährigen Frau. (Pathologisches Institut des Krankenhauses der Stadt Wien.)

Schädeldach dolichokephal, Scheitelbeine 10 mm dick, Lamina externa 2 mm, Lamina interna papierdünn. Das Stirnbein ist bis zu 15 mm verdickt, seine Innenfläche zeigt einzelne höckrige Protuberanzen, welche symmetrisch angeordnet sind und das Niveau der Innenfläche um wenige Millimeter überragen. Nähte kaum mehr erkennbar, die der Medianlinie benachbarten Teile des Stirn- und Scheitelbeines sind in beträchtlicher Ausdehnung verdünnt, wobei die verdünnte Partie ziemlich scharf von der Umgebung sich abgrenzt. Am Röntgenbild: Diploëtische Venenkanäle ziemlich groß, insbesondere ein in sagittaler Richtung ziehender Hauptstamm.

5. Fall: Schädelkalotte mit frontoparietalen Enostosen bei einer Geisteskranken. (Siehe Fig. 88 und 89.)

Schädeldach von normaler Größe und Form. Im Bereich der vorderen Hälfte des Schädels, insbesondere am Stirnbein, aber auch am vorderen Anteil des Scheitelbeines, findet sich eine reliefartige Verdickung der Schädelinnenfläche; dieselbe erreicht im Stirnbein eine Dicke von 2 cm. Das Gefüge der Hyperostose ist spongiös, ihre Oberfläche drusig.

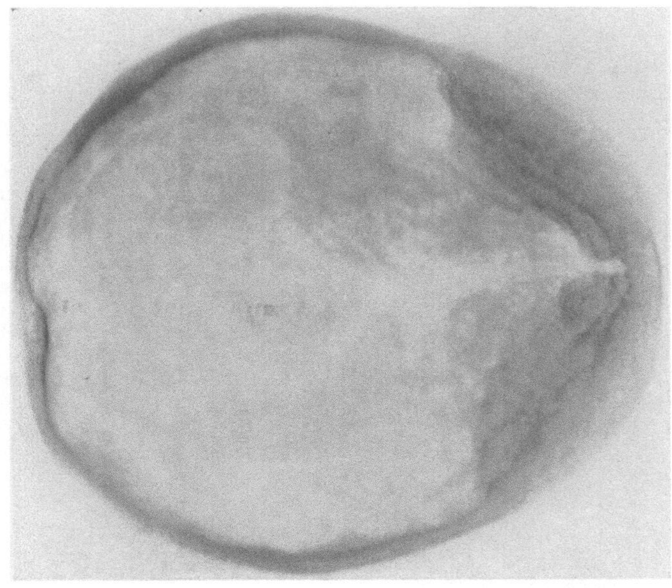

Fig. 88.

Axiale Aufnahme einer Schädelkalotte mit mächtigen Knochenauflagerungen von drusiger Gestalt im Bereiche des Stirnbeines, teilweise auch der vorderen Anteile der Scheitelbeine; Aussparung, beziehungsweise Verdünnung der medianen Anteile der vorderen Schädelhälfte.

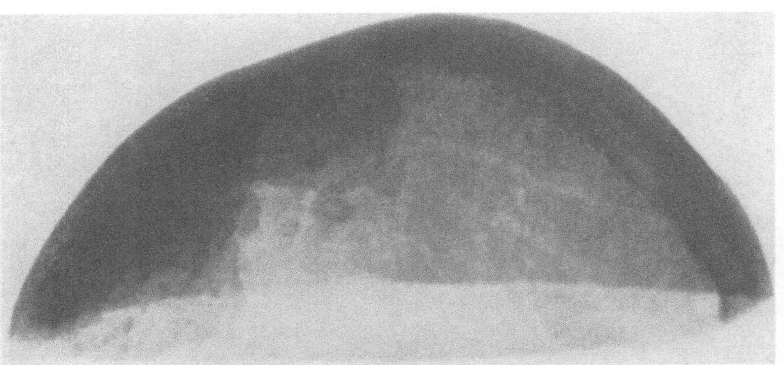

Fig. 89.

Transversale Aufnahme des in Fig 88 dargestellten Falles.

6. Fall: Schädelkalotte eines 50jährigen, in der Irrenanstalt verstorbenen Mannes mit Enostosen des Stirnbeines. (Pathologisches Institut in Wien.)

Schädeldach sehr schwer und kompakt, 8 mm dick; an der Innenfläche des Stirnbeines sieht man mehrere knollenartige Vorsprünge 1 cm über das Niveau der Lamina interna vorragen. Das Röntgenbild zeigt, daß sowohl das Schädeldach wie auch die knolligen Enostosen ein dichtes Gefüge besitzen. Gefäßfurchen mäßig reichlich. Nähte nicht mehr erkennbar.

7. Fall: Schädelkalotte mit knolligen Exkreszenzen an der Innenfläche des Stirnbeines bei einer 75jährigen Frau. (Siehe Fig. 90.)

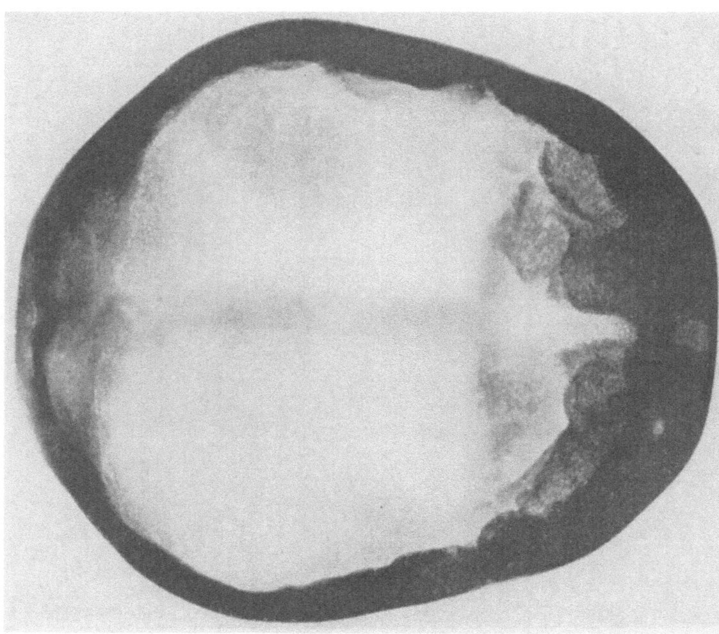

Fig. 90.

Axiale Aufnahme einer Schädelkalotte mit Verdickung des Stirnbeines in Form mächtiger drusiger Exkreszenzen der Innenfläche.

8. Fall: Schädelkalotte mit drusigen Knochenauflagerungen an der Innenfläche des Stirnbeines bei einer 70jährigen Frau. (Siehe Fig. 91.)

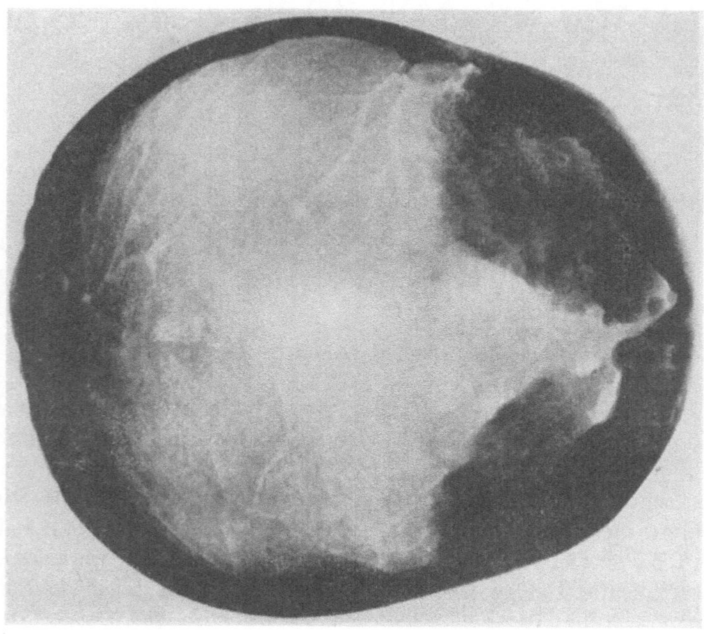

Fig. 91.

Axiale Aufnahme einer Schädelkalotte mit flächenhafter, drusiger Knochenauflagerung an den Innenflächen beider Stirnbeinhälften, mit Aussparung der medianen Anteile des Stirnbeines.

9. **Fall: 82jährige Frau mit Hypophysentumor (Akromegalie) und seniler Hyperostose des Stirnbeines.** (Siehe Fig. 92.)

Am Röntgenbild: Schädeldach durchschnittlich 6 mm dick. Das Stirnbein zeigt an seiner Innenfläche eine hochgradige Verdickung, welche stellenweise bis zu 14 mm erreicht. Die Oberfläche der Hyperostose ist flachhöckrig; die Diploë und Lamina externa zeigen annähernd normale Dicke, so zwar, daß die konzentrische Hyperostose auf die Lamina interna zu beziehen ist. Die Sella turcica ist beträchtlich erweitert. Die Diagnose eines Hypophysentumors wurde durch Operation verifiziert. Das Interessante dieses Falles liegt vorwiegend in der Kombination zwischen Hypophysentumor und frontaler Enostose, welche wohl vorwiegend oder ausschließlich als senile zu bezeichnen ist. Akromegale Veränderungen sind am Röntgenbild des Kopfes kaum nachweisbar.

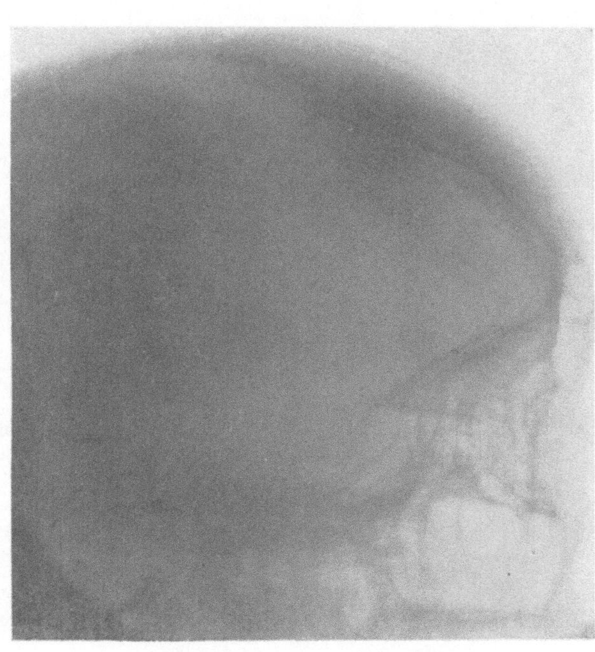

Fig. 92.

Transversale Kopfaufnahme: Flächenhafte Knochenapposition der Innenfläche des Stirnbeines; Usur der Sella turcica.

10. **Fall: Konzentrische Hyperostose des Schädeldaches bei einer 59jährigen Frau mit Sehstörung.** (Siehe Fig. 93.)

Klinischer Befund: Verdacht auf Hypophysentumor.

Das Röntgenbild des Kopfes zeigt eine gleichmäßige Verdickung des Schädeldaches bis zu 10 mm, nur im Bereich des Stirnbeines finden sich außerdem flache Enostosen mit glatter Oberfläche, welche das Niveau der Lamina interna um 8 mm überragt. Die diploëtischen Venennetze reichlicher entwickelt. Schädelbasis zart, Sella turcica normal.

Zuweilen scheint bei alten Leuten eine gleichmäßige konzentrische Hyperostose des Schädeldaches von poröser oder dichter Struktur vorzukommen, wobei die pneumatischen Räume mächtige Ausdehnung haben können. Hieher rechnen wir die folgenden Beobachtungen.

11. **Fall: Diffuse Hyperostose des Schädeldaches bei einer 65jährigen Frau.** (Siehe Fig. 94.)

Schädeldach bis zu 12 mm dick, Lamina interna und externa dünn, Spongiosa feinmaschig porös, Stirnhöhlen sehr groß. Schädelbasis normal konfiguriert, von normaler Struktur. (Die Tibia zeigte der Pagetschen Krankheit entsprechende Hyperostose.)

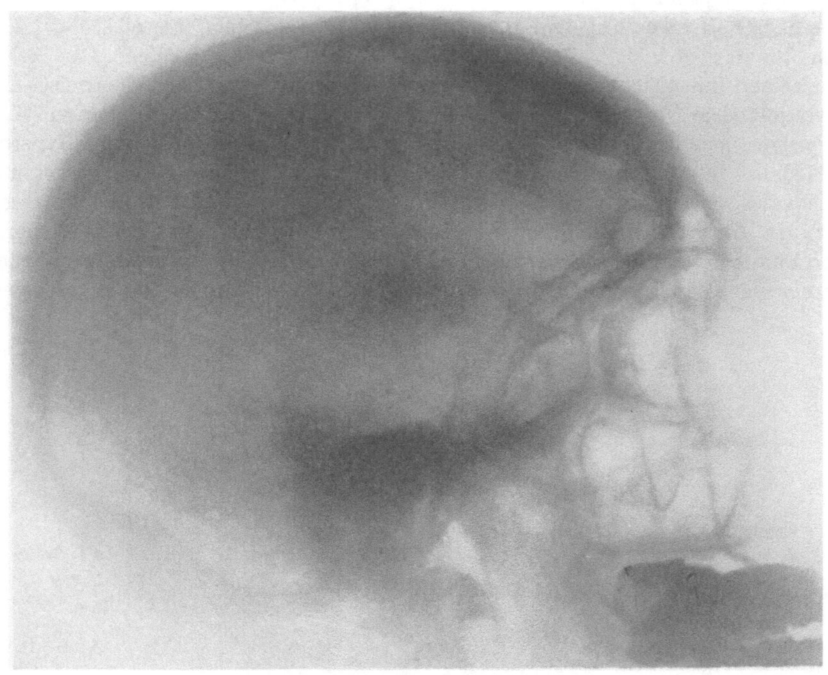

Fig. 93.

Transversale Kopfaufnahme: Diffuse Verdickung des Schädeldaches mäßigen Grades, mit flächenhafter Knochenauflagerung im Bereiche der Innenfläche des Stirnbeines.

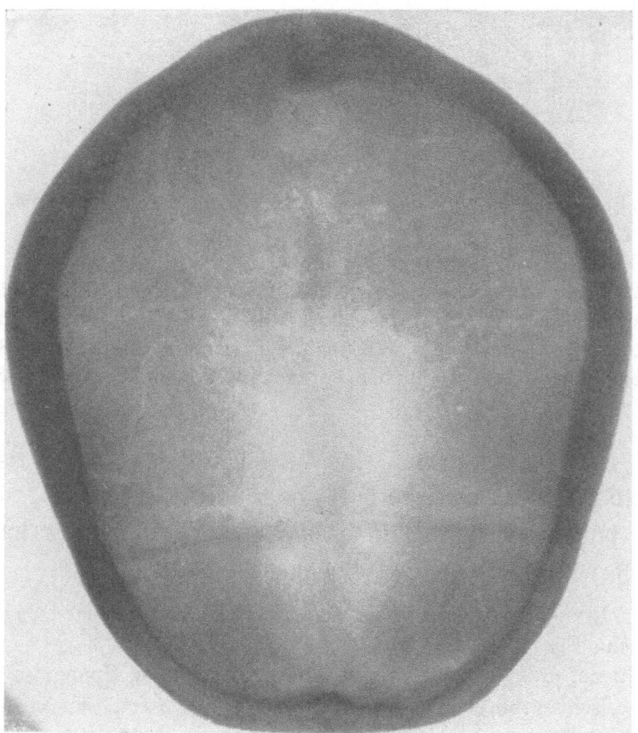

Fig. 94.

Axiale Aufnahme einer Schädelkalotte mit diffuser Verdickung und Verdichtung des Schädeldaches; Aussparung der median gelegenen Anteile in der Gegend des Bregma.

12. Fall: Schädelkalotte mit diffuser Hyperostose bei einer 76jährigen Frau. (Pathologisches Institut in Wien.)

Die klinische Diagnose lautete: Marasmus senilis, Pagetsche Knochenerkrankung.

Das Schädeldach ist in allen Dimensionen sehr geräumig, zeigt eine beträchtliche, ziemlich gleichmäßige Verdickung bis zu 12 mm. Alle Nähte sind obliteriert.

Das Röntgenbild zeigt eine äußerst feinmaschige spongiöse Struktur und reichliche Diploëvenen, jedoch keine für Pagetsche Krankheit charakteristische Veränderung.

In die Gruppe der kompensatorischen Hyperostosen dürfte auch der folgende eigenartige Fall einseitiger Hyperostose der vorderen Schädelhälfte gehören, dessen Sektionsprotokoll nicht vorliegt.

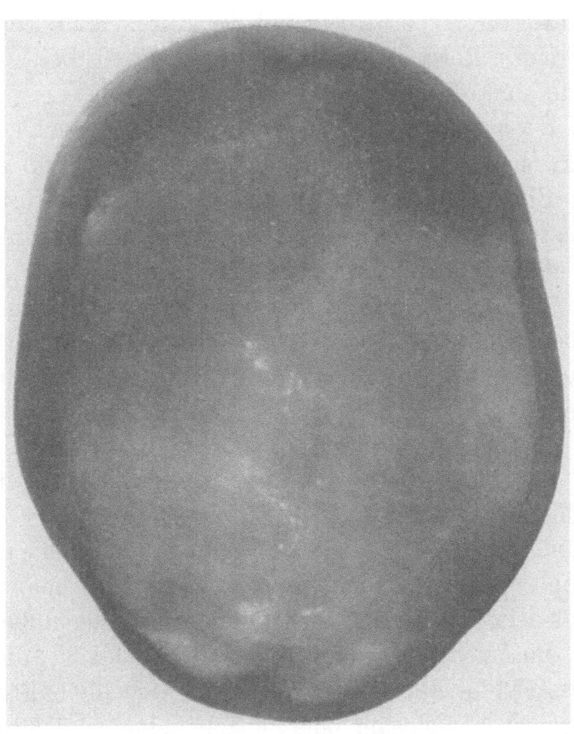

Fig. 95.

Axiale Aufnahme einer Schädelkalotte mit konzentrischer Verdickung des Stirnbeines und ausgedehnter, flächenhafter Knochenauflagerung an der Innenseite des vorderen Anteiles der rechten Schädelhälfte.

Unilaterale flächenhafte Verdickung der vorderen Schädelhälfte. (Siehe Fig. 95.)

Das Röntgenbild der Schädelkalotte ergibt folgenden Befund: Schädeldach leicht asymmetrisch, von rhombokephalem Typus, durchschnittlich 5 mm dick. Das Stirnbein zeigt entsprechend der linken Hälfte eine mäßige Verdickung mit wulstiger Oberfläche, rechterseits hingegen findet sich eine bis zu 8 mm dicke, flächenhafte Knochenauflagerung, welche die Innenfläche des größten Anteils des Stirn- und Scheitelbeines bedeckt. Sie erreicht ihre größte Breite im vorderen Anteil, während sie nach hinten allmählich an Mächtigkeit abnimmt. Ihre dem Schädelinnern zugewendete Fläche ist glatt, ihre Struktur wesentlich dichter als die der übrigen Schädelknochen, gegen die sie sich mit scharfer Grenzlinie abhebt. Die Nähte erscheinen fast völlig verstrichen.

Zusammenfassung.

Die mannigfaltigen Formen von Hyperostosen des Schädels können von
anatomischen oder ätiologischen Gesichtspunkten aus gruppiert werden. Vom
a n a t o m i s c h e n Standpunkt lassen sich rein deskriptiv etwa folgende
Typen unterscheiden:

1. G e n e r a l i s i e r t e und l o k a l i s i e r t e Hyperostosen. Beispiele
generalisierter Hyperostose sind die Akromegalie und die Pagetsche Schädelverdickung, Beispiele lokalisierter Hyperostose die Osteome, die Osteosarkome und die Hyperostosis partialis.

2. E x z e n t r i s c h e und k o n z e n t r i s c h e Hyperostose. Bei ersterer
verdickt sich das Schädeldach vorwiegend nach außen, bei letzterer nach
innen. Ein Beispiel der exzentrischen Hyperostose liefert die rachitische
Hyperostose und der Pseudoturmschädel; ein Beispiel konzentrischer Hyperostose die senile Enostose des Stirnbeines.

3. D i f f u s e und z i r k u m s k r i p t e Hyperostose. Erstere findet
sich beispielsweise beim hyperostotischen Turmschädel, bei rachitischer
Hyperostose; zu den zirkumskripten gehören die Knochentumoren des
Schädels.

4. S p o n g i ö s e und e b u r n e i e r t e Hyperostose. Zu ersterer gehören die Pagetsche Form, zu letzterer viele Osteome und meistens die
luetische Hyperostose.

Vom t o p o g r a p h i s c h - a n a t o m i s c h e n Standpunkt kann man
eine universelle Schädelhyperostose, d. h. eine solche, die Schädeldach,
Schädelbasis und Gesichtsschädel betrifft, gegenüber einer partiellen Hyperostose unterscheiden, wobei das Schädeldach, die Schädelbasis oder der
Gesichtsschädel allein oder bloß eine Schädelhälfte, und zwar Dach, Basis
und Gesicht gemeinsam oder einzeln oder schließlich bloß einzelne Schädelknochen uni- oder bilateral betroffen sind.

Als U r s a c h e n von Schädelhyperostosen kommen kongenitale
(hereditäre), mechanische, zirkulatorische, entzündliche, endokrine, dyskrasische und neoplastische Momente in Betracht. Zu den neoplastisch bedingten Hyperostosen kann man z. B. die Osteome und Osteosarkome sowie
die bei Meningiomen vorkommenden lokalen Schädelverdickungen rechnen.
Zu den endokrin bedingten Hyperostosen gehört die Akromegalie und
möglicherweise die Pagetsche Erkrankung. Unter den entzündlichen Hyperostosen kommt am häufigsten die luetische vor. Zu den kongenitalen

Wachstumsstörungen gehören die Hyperostose bei Turmschädel und gewisse Formen von exzentrischer, diffuser Hyperostose des Schädeldaches (Pseudoturmschädel). Als dyskrasische Hyperostosen kommen die rachitischen sowie die bei Infektionen, Intoxikationen, Erkrankungen innerer Organe usw. auftretenden Schädelverdickungen in Betracht. Auf zirkulatorische Ursachen dürften einzelne der bei Hirntumoren, Epilepsie und Psychosen sowie die bei Erkrankungen des Herzens und der Gefäße vorkommenden Schädelverdickungen zurückzuführen sein. Was schließlich die mechanisch bedingten Verdickungen anbelangt, so kann man dazu die bei der Ausheilung von Splitterfrakturen zuweilen entstehende Kallusbildung und die nach stumpfen oder chronischen Traumen gelegentlich entstehende Hyperostose rechnen wie auch die kompensatorische Hyperostose bei zerebraler Kinderlähmung, bei ausgeheilter Hydrokephalie und bei seniler Atrophie des Stirnhirnes.

Eine diffuse Verdichtung und Verdickung des Knochens kommt durch M e t a s t a s e d e s K a l k e s bei weitgehendem Abbau der Knochensubstanz vor. Dieser Mechanismus dürfte der Entstehung des als Marmorknochen bezeichneten Typus der Knochenerkrankungen zugrunde liegen. Auch bei seniler Knochenatrophie kommt es zu Kalkmetastase, welche die Entstehung der im späteren Alter sich bildenden Sklerosierung und Verdickung des Schädelknochens erklären könnte. Möglicherweise gehören hieher auch andere Formen, wie das Schwangerschaftsosteophyt und die Hyperostosen bei Leukämie sowie bei anderen Erkrankungen der inneren Organe.

Die im Kindesalter zur Beobachtung kommenden Schädelhyperostosen sind zumeist angeborene Bildungsanomalien oder Folgezustand des Geburtstraumas oder rachitischen Ursprunges. Für angeborene Verdickung spricht unter anderem die öfters angedeutete Segmentierung der Hyperostose, entsprechend den einzelnen Teilstücken des Schädels; nach Abschluß des Knochenwachstums pflegen derartige Hyperostosen nicht mehr fortzuschreiten.*) Selten begegnet man der Ostitis deformans und knöchernen Tumoren des Schädels im Kindesalter.

Was die k l i n i s c h e Symptomatologie der Schädelhyperostosen betrifft, so hängt sie von der Ausdehnung und dem Sitze der Verdickung ab. So können selbst ausgedehnte Hyperostosen, welche die Schädelaußenfläche betreffen, symptomlos verlaufen, beziehungsweise bloß Entstellungen hervorrufen. Schädelverdickungen, welche die Schädelinnenfläche betreffen, können durch Raumbegrenzung oder Druck auf die Inhaltsorgane des Schädels allgemeine zerebrale Symptome oder lokale Symptome im Sinne von Lähmungen, Krämpfen, Neuralgien, psychischen Störungen verursachen.

---

*) Der Unterschied zwischen der kongenitalen und „zyanotischen" Hyperostose besteht nach T h o m a darin, daß sich bei kongenitaler Hyperostose eine starke Verdickung der Knochenlamellen ergibt, wobei offenbar eine tiefgreifende Störung im Stoffwechsel des Knochengewebes vorliegt. Bei der zyanotischen Hyperostose ist die Dicke der Knochenlamellen nur wenig größer als normal, die Stoffwechselstörung ist gering; mit der Knochenneubildung ist eine so ausgiebige Resorption verbunden, daß die stark verdickten Teile der Schädelwand vorwiegend aus Spongiosa bestehen.

Die interessanten Arbeiten von T h o m a enthalten außer ausführlicher Darstellung der histologischen Eigentümlichkeiten der verschiedenen Formen von Schädelhyperostosen auch originelle Erklärungsversuche bezüglich ihrer Entstehung.

Die genannten Symptome addieren sich zu den durch die Grundkrankheit hervorgerufenen Erscheinungen, beispielsweise die hyperostotischen Veränderungen der Akromegalie zu den Symptomen des Hypophysentumors oder die luetischen Schädelverdickungen zu den Symptomen der Gehirnlues.

Die im Bereich der Knochenwände der Sinnesorgane lokalisierten Verdickungen, insbesondere die des Schläfenbeines und der Orbita, erzeugen zumeist schwerwiegende Ausfalls- und Reizerscheinungen von seiten der genannten Sinnesorgane. So können durch Hyperostose der Orbitalwände Verlagerungen des Augapfels, Augenmuskellähmungen, Sehnervenstörungen und Zirkulationsanomalien, sowie Augenschmerzen hervorgerufen werden, ein Symptomenkomplex, den man als retrobulbären Symptomenkomplex bezeichnet. Hyperostosen des Schläfenbeines können als Exostosen des äußeren Gehörorganes in mechanischer Weise als Schalleitungshindernis wirken oder durch Verengerung der nervösen Endorgane zu Schwerhörigkeit, subjektiven Gehörsempfindungen oder vestibularen Erscheinungen führen.

Die durch Strukturveränderungen hervorgerufenen Änderungen der Knochenfestigkeit können auch zu Deformierungen des Schädels in jenen Partien führen, welche einer stärkeren Druck- oder Zugwirkung ausgesetzt sind; insbesondere kommt derjenige Teil der Schädelbasis in Betracht, welcher bei aufrechtem Gang die Last des Kopfes und eventuell auch der am Kopf getragenen Gegenstände zu stützen hat, nämlich der Rahmen des Hinterhauptloches, welcher bei höhergradiger Strukturveränderung gegen das Schädelinnere eingedrückt wird (basilare Impression bei Pagetscher Erkrankung, bei Sarkom des Schädelknochens, bei Rachitis). Im Bereich des Gesichtsschädels führen die Hyperostosen zu Verengerungen der Nasen- und deren Nebenhöhlen, zu neuralgischen Schmerzen, Affektionen des Gebisses, Schluck-, Kaustörungen usw.

Die Differentialdiagnose der verschiedenen Formen von Schädelhyperostose sei mit einigen Worten hier erörtert. Unter den umschriebenen Hyperostosen kommt das Osteom, die tumorartige Hyperostose, das Osteosarkom, die Ostitis fibrosa, die luetische Hyperostose und die Hyperostosis partialis in Betracht. Die Differentialdiagnose der genannten Formen wird zum Teil auf Grund der morphologischen Details der Hyperostose, zum Teil auf Grund der klinischen Symptome gestellt. Für Osteom spricht die scharf umschriebene Begrenzung und der reguläre Bau nebst dem Fehlen aller, nicht durch den Sitz und die mechanische Wirkung der Geschwulst bedingten Erscheinungen. Sind schwerere zerebrale Symptome vorhanden, so liegt zumeist eine Kombination von Osteom der Schädelkapsel mit Tumor der Hirnhäute vor. Im Gegensatz zu den Osteomen zeigen Osteosarkome zumeist eine unscharfe Begrenzung und eine unregelmäßige Struktur. Sie ähneln daher den durch Ostitis fibrosa erzeugten Schädelverdickungen, für welche das Vorhandensein zystischer Hohlräume besonders charakteristisch ist. Auch pflegt an anderen Skeletteilen die gleiche Affektion vorhanden zu sein. Die Hyperostosis partialis ist gekennzeichnet durch das diffuse, flächenhafte Befallensein einzelner Schädelknochen in ihrer anatomischen Ausdehnung, häufig mit symmetrischer Anordnung der befallenen Skeletteile. Multiplizität ohne symmetrische Verteilung findet sich häufig bei den Osteomen sowie bei der tumorartigen Hyperostose. Was die diffusen Hyperostosen des Schädels betrifft, so kommen dabei folgende Formen in Betracht: Die Ostitis deformans Paget, die Akromegalie, die ausgeheilte Hydrokephalie, die Hyperostose bei Epilepsie und Psychosen, der hyperostotische Turmschädel, die senile, die rachitische und die syphilitische Schädelverdickung. Für Pagetsche Erkrankung ist die eigenartige Strukturveränderung des Schädeldaches und die Deformierung der Schädelbasis charakteristisch, für Akromegalie die normale Struktur des meist nur mäßig verdickten Schädels, die Vergrößerung der pneumatischen Räume, die Vortreibung der Augenbrauenbogen und die Verdickung der Knochenleisten des Hinterhauptes; meist ist auch eine Vergrößerung der Sella turcica infolge von Hypophysentumor nachweisbar, endlich eine Vergrößerung und Vortreibung des Unterkiefers (Progenie), wie sie sonst nur vereinzelt als Caput progeneum auftritt. Die ausgeheilte Hydrokephalie zeigt die ballonartige Form- und Größenveränderung des Schädeldaches und die für höhere Grade der angeborenen Hydrokephalie charakteristische Abflachung der Schädelbasis, der hyperostotische Turmschädel weist eine die zentralen Teile der Stirn- und Scheitelbeine befallende, konzentrische Verdickung auf, wobei übrigens die für Turmschädel charakteristische hypsokephale Schädelform, Verstärkung der Impressiones digitatae und vorzeitige Nahtobliteration konstatierbar sind. Die senile Hyperostose betrifft vorwiegend die Innenfläche des Stirnbeines, die rachitische vorwiegend die Gegend der Tubera frontalia und parietalia, die syphilitische Hyperostose zeigt meist nur geringgradige Dickenzunahme bei Vorhandensein von starker Verdichtung, ähnlich wie die Schädelverdickung bei Epilepsie und Psychosen.

Was die Therapie der hyperostotischen Schädelveränderungen betrifft, so kommt in erster Linie die chirurgische Behandlung in Betracht, insbesondere für die Entfernung der Osteome, Osteosarkome und der durch Ostitis fibrosa erzeugten Verdickungen. Dagegen scheint es, daß die diffuse Hyperostose, namentlich die als Hyperostosis partialis bezeichnete Form, kein günstiges Objekt für die chirurgische Behandlung abgibt; eine radikale Entfernung des hyperostotischen Gewebes ist in derartigen Fällen nicht immer möglich, eine partielle Exstirpation scheint zuweilen nachteilig zu wirken, in dem Sinne, daß hernach rascheres Wachstum und maligne Degeneration der Hyperostose eintreten kann. Außer der chirurgischen Behandlung kommen nur gelegentlich andere therapeutische Verfahren in Betracht. Die durch syphilitische Hyperostose erzeugten Symptome können durch spezifische Kuren, insbesondere Jod, günstig beeinflußt werden. Gelegentlich wirkt auch bei Pagetscher Erkrankung eine antiluetische Kur günstig. Bei Osteosarkomen und Ostitis fibrosa hat die Röntgentherapie zuweilen Erfolg. Die akromegalen Knochenveränderungen haben sich zu wiederholten Malen durch Behandlung der der Akromegalie zugrunde liegenden Hypophysenaffektion beeinflussen lassen; nach Exstirpation oder

Röntgenbestrahlung der Hypophysengeschwulst können die akromegalen Veränderungen sich zurückbilden.*) Unter Umständen kommen bei konzentrischen Verdickungen der Schädelkapsel palliative operative Eingriffe zur Behebung der durch die raumbeengende Schädelveränderung erzeugten Symptome in Frage, z. B. Dekompression wegen Epilepsie bei hyperostotischem Turmschädel.

---

*) Die Beobachtung, daß bei Erkrankungen der Drüsen mit innerer Sekretion gelegentlich eine Hemmung der Ossifikation und des Knochenwachstums, ja sogar ein Schwund des bereits fertig gebildeten Knochens eintreten kann, läßt daran denken, durch Beeinflussung der mit der Ossifikation in Beziehung stehenden endokrinen Drüsen gewisse Formen von Hyperostose zu behandeln. So liegen beispielsweise Versuche vor, bei Pagetscher Erkrankung Röntgenbestrahlungen der Epithelkörperchen vorzunehmen, da recht oft Vergrößerungen oder Geschwülste der Epithelkörperchen bei Pagetscher Erkrankung gefunden wurden.

Literaturverzeichnis.

Albers-Schönberg. Eine bisher nicht beschriebene Allgemeinerkrankung des Skelettes. Fortschr. a. d. Geb. d. Röntgenstr. Bd. 11. 1907.

Alexander. Über einen Fall sogenannter Marmorknochen. Americ. Journal of the Röntgenol. April 1923.

Amersbach. Zur Frage der diffusen Hyperostosen der Gesichts- und Schädelknochen. Verhandl. d. Ver. deutsch. Laryng. 1914.

Aschoff. Handb. d. pathol. Anat. 1923.

Bockenheimer. Über die diffusen Hyperostosen der Schädel- und Gesichtsknochen (s. Ostitis deformans fibrosa, Virchow's Leontiasis ossea). Arch. f. klin. Chir. Bd. 85. 1908.

Boit. Über Leontiasis ossea und Ostitis fibrosa. Arch. f. klin. Chir. Bd. 97. 1912.

Brand-Sutton. The habitus of Tumors. British med. Journ. 1923.

Caan. Zur Frage d. Wesens u. der Pathogenese der Ostitis deformans. Beitr. z. klin. Chir. Bd. 125. 1922.

Christeller. Die Formen der Ostitis fibrosa und der verwandten Knochenerkrankungen der Säugetiere. Lubarsch-Ostertag, Ergebnisse der allg. Pathologie, 1922.

Cushing. Schädelhyperostose infolge von Endotheliom der Hirnhäute. Arch. of Neurol. and Psych. Vol. 8. 1922.

Davis. Osteosklerosis generalisata. Arch. of Surg. July 1923.

Dawson u. Struthers. Generalisierte Ostitis fibrosa mit Tumor der Epithelkörperchen und Kalkmetastasen. Edinburg Med. Journ. Oct. 1923.

Eiselsberg. Zur Kasuistik der knöchernen Tumoren des Schädeldaches. Arch. f. klin. Chir. Bd. 81. 1906.

Fedder. Ostitis deformans mit secundärer Rundzellensarcomatose. Fortschritte auf dem Gebiet der Röntgenstrahlen. 1924.

Frangenheim. Die Krankheiten des Knochensystems im Kindesalter. Neue deutsche Chirurgie. Bd. 10. 1913.

— Ostitis fibrosa (cystica) des Schädels. Bruns. Beitr. z. klin. Chir. Bd. 90. 1914.

— Familiäre Hyperostose des Kiefers. Bruns. Beitr. z. klin. Chir. Bd. 90. 1914.

— Ostitis deformans Paget. Ergebn. d. Chir. u. Orthop. 1921.

Franke. Über Wachstum und Verbildungen des Kiefers und der Nasenscheidewand auf Grund vergleichender Kiefer-Messungen und experimenteller Untersuchungen über Knochenwachstum. Zeitschr. f. Laryng., Rhinol. u. ihre Grenzgeb. Bd. 10. 1922.

Ganter. Über die Dicke u. das Gewicht des Schädeldaches bei Epilepsie und Schwachsinnigen. Archiv für Psych. u. Nervenkrankh. Bd. 67. 1923.

Groß. Zur Klinik der Ostitis deformans (Paget) des Schädels. Zeitschr. f. d. ges. Neurol. und Psych. Bd. 73. 1921.

94

Guthrie. Chronische Hyperplasie des Oberkiefers und ihre Beziehungen zu anderen Knochengeschwülsten und zu Otosklerose. The Journ. of Laryng. and Otol. Nov. 1923. (England.)

Haberer. Zur Frage der Knochenzysten und der Ostitis fibrosa von Recklinghausen. Arch. f. klin. Chir. Bd. 82. 1907.

Halstead und Christopher. Kalzifikation und Ossifikation der Meningen. Arch. of Surgery 1923.

Hutter. Über Hyperostosis des Gesicht- und Schädelknochens und die Hyperostosis maxillarum. Monatschr. f. Ohrenheilk. 1914.

Kaufmann. Lehrbuch der pathologischen Anatomie. 1922.

Klippel et Felstein. Hypertrophie crânienne familiale. Nouvelle Iconographie de la Salpetrière. Bd. 26. 1913.

Konjetzny K. Die sogenannte lokalisierte Ostitis fibrosa. Arch. f. klin. Chir. (Kongreßbericht.) Bd. 121. 1922.

Küttner. Chirurgie des Kopfes. Im Handb. d. prakt. Chir. 1921.

Leri André. Akromegalie. Handb. d. Neurol. Bd. 4. 1913.

— Le crâne dans la maladie de Paget. Nouvelle Iconographie de la Salpetrière. Bd. 26. 1913.

Lesne et Duhem. La Leontiasis ossea. Rev. Neurol. 1922.

Marie. Schädelbasis bei Pagetscher Krankheit. Paris Méd. 1919.

Marie und Leri. Pagetsche Knochenkrankheit. Handb. d. Neurol. Bd. 4. 1913.

Mayer O. Untersuchungen über die Otosklerose. 1917.

Meyer H. Zur Frage der sekundären konzentrischen Hyperostose der Schädelknochen bei Volumenabnahme des Hirns. Inaug.-Dissert. Würzburg. 1908.

Naito und Schüller. Über die Hyperostosen des Schädels. Wiener klin. Wochenschrift. 1923.

Nakamura. Angeborener halbseitiger Naevus flammeus mit Hydrophthalmus und Knochenverdickung derselben Seite. Monatsbl. f. Augenheilk. Bd. 69. 1922.

Naumann. Osteomalacie und Ostitis fibrosa. Deutsche Zeitschr. f. Chir. Bd. 164. 1921.

Petrow. Zur fibrösen Ostitis des Schädels. Arch. f. klin. Chir. Bd. 123. 1923.

Raab. Zur röntgenologischen Beurteilung der cerebralen Fettsucht und Genitaldystrophie. Klin. Wochenschr. Nr. 43. 1923.

Ramijean. La Leontiasis ossea. Thèse de Paris. 1921.

Regnault. Les déformations de la base du Crâne dans la maladie de Paget. Soc. anat. de Paris. 1912.

Reichardt. Über Knochenveränderungen bei progressiver Paralyse. Zentralbl. f. Nervenheilk. u. Psych. 1906.

Roth und Volkmann. Zur Kenntnis der generalisierten Ostitis fibrosa. Mitt. a. d. Grenzgeb. d. Med. u. Chir. Bd. 32. 1920.

Schneider. Anatomie, Röntgenologie und Bakteriologie der angeborenen Frühsyphilis des Knochensystems. Lubarsch-Ostertag, Ergebnisse der allgemeinen Pathologie. 1922.

Schuchardt. Krankheiten der Knochen und Gelenke. Neue deutsche Chirurgie. Bd. 28. 1921.

Schüller A. Röntgendiagnostik der Erkrankungen des Kopfes. Nothnagels spez. Pathol. u. Therap. 1912.

— Lehrbuch der Röntgendiagnostik. Enzyklopädie der klin. Medizin. 1924.

Sicard et Laplane. Hemicraniose im Verlauf der Pagetschen Krankheit. La Presse Méd. 1923.

Sippel O. Zur Aetiologie der Enostosen und Osteome am Schädel. Inaug.-Dissert. Würzburg. 1909.

Sternberg. Allgemeine Hyperostose und Hyperostose des Schädels. Nothnagels spez. Pathol. u. Therap. Bd. 7. 1899.

Süsse. Zur Frage der konzentrischen Hyperostose der Schädeldachknochen. Inaug.-Dissert. Würzburg. 1908.

Thoma. Untersuchungen über das Schädelwachstum und seine Störungen. Virchows Arch. f. pathol. Anat. Bd. 188, Bd. 206, Bd. 219, Bd. 223, Bd. 224, Bd. 225.

— Über die prämature Synostose der Schädelnähte und über das Wachstum, die Seneszenz und die Hyperostose des Schädels. Beiträge zur pathol. Anat. Bd. 27. H. 1. 1923.

Tonndorf. Über einen Fall von Ostitis fibrosa circumscripta cystica am Schädel. Zeitschr. f. Hals-, Nasen- u. Ohrenheilkunde. 1924.

Weinnoldt. Untersuchungen über das Wachstum des Schädels unter physiologischen und pathologischen Verhältnissen. Zieglers Beitr. z. pathol. Anat. u. z. allgem. Pathol. 1923.

Wyllie. Läsionen des Zentralnervensystems bei Ostitis deformans mit einem Bericht über 4 Fälle. Brain. 1923.

Erklärung der Abbildungen auf Tafel I.

Fig. 1.

Transversale Kopfaufnahme: Schädeldach niedrig, langgestreckt, 15 mm dick, im Stirnteil tumorartig verdickt. Schädelbasis verplumpt, Basiswinkel gestreckt; Lamina interna
großenteils als zusammenhängende Knochenlamelle erkennbar, die ihr benachbarten Anteile der Diploe verdichtet, die
äußeren Anteile der Diploe osteoporotisch; Lamina externa
uneben.

Fig. 2.

Transversale Kopfaufnahme: Am Stirn- und Scheitelbein
Reste eines durch Resektion größtenteils entfernten Osteoms;
an der Schädelbasis, entsprechend dem Keilbeinkörper, ein
knochendichter Tumorschatten.

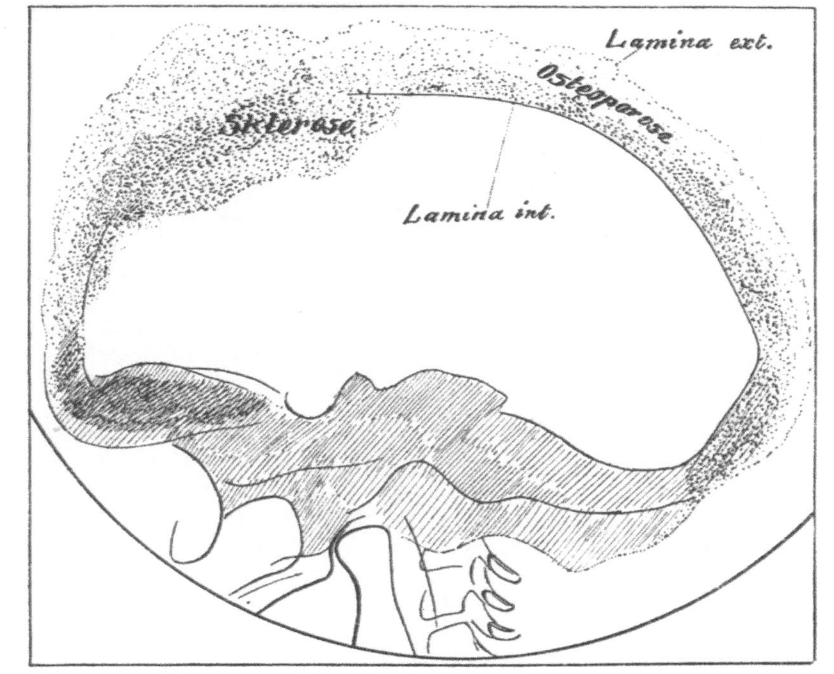

Fig. 1.

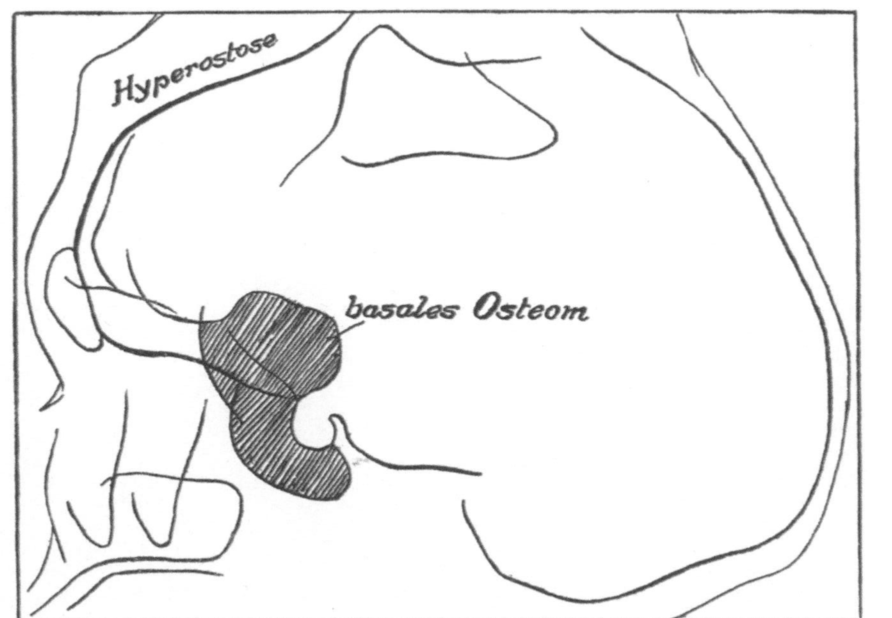

Fig. 2.

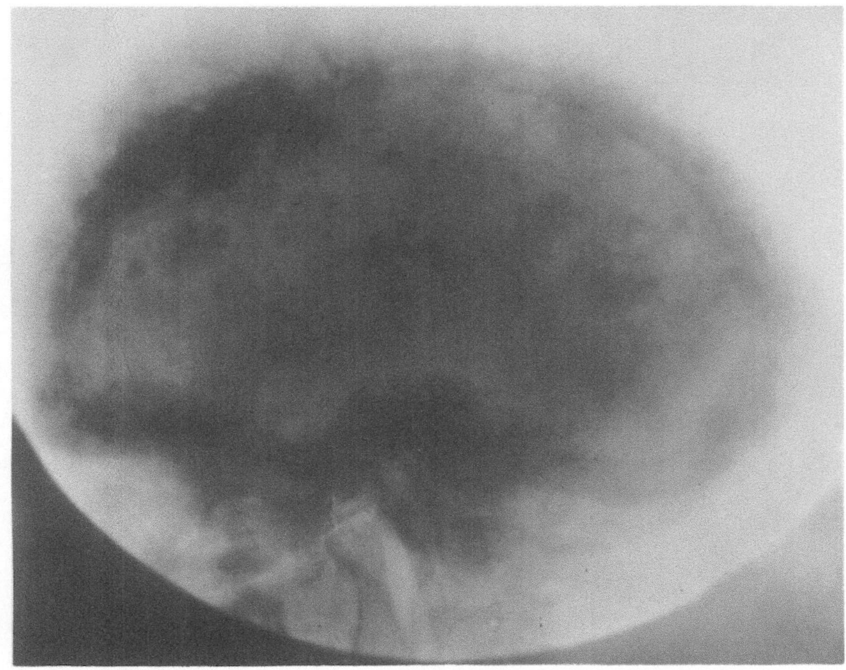

Fig. 1

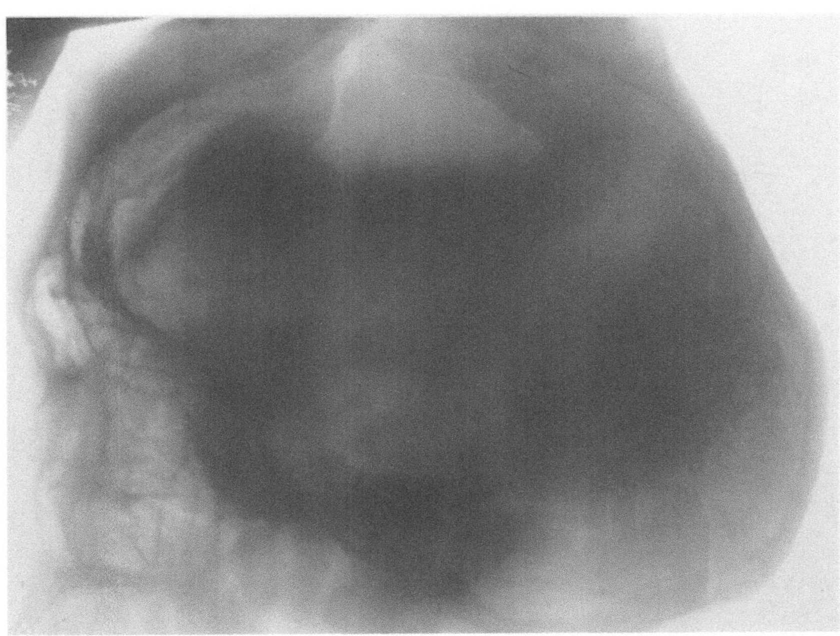

Fig. 2

Erklärung der Abbildungen auf Tafel II.

Fig. 1.

Posteroanteriore Kopfaufnahme: Zirkumskripte, unscharf begrenzte Verdichtung im Bereiche des Stirn- und Keilbeines.

Fig. 2.

Posteroanteriore Kopfaufnahme: Verdichtung der rechten Stirnbeinhälfte.

Fig. 3.

Tangentialaufnahme der hinteren Kopfhälfte: Zirkumskripte, exzentrische Verdickung des Hinterhauptbeines mit wabigen Hohlräumen.

Fig. 4.

Anteroposteriore Kopfaufnahme: Diffuse Osteoporose des Schädeldaches; flächenhafte Auflagerung einer zarten Knochenschichte an der äußeren Oberfläche des Schädeldaches; in der rechten Schläfengegend eine knöcherne, radiär gestreifte Protuberanz.

Fig. 5.

Transversale Kopfaufnahme: Knollige Protuberanzen der Innenfläche der vorderen Schädelhälfte; ausgedehnte Verknöcherung der Falx.

Fig. 6.

Posteroanteriore Gesichtsaufnahme: Symmetrische Verdichtung beider Oberkieferhälften und der lateralen Wände der Nasenhöhle.

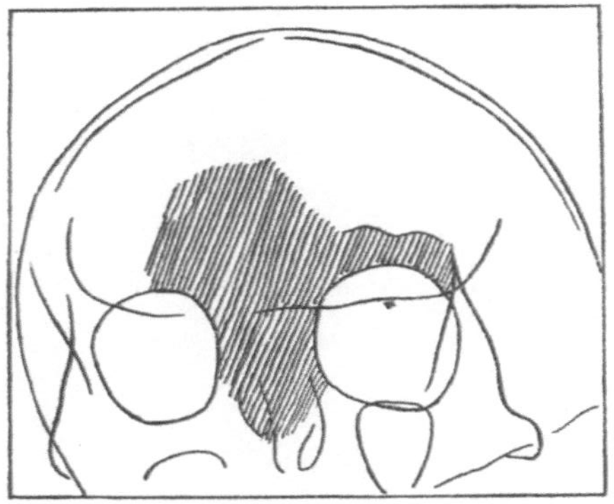

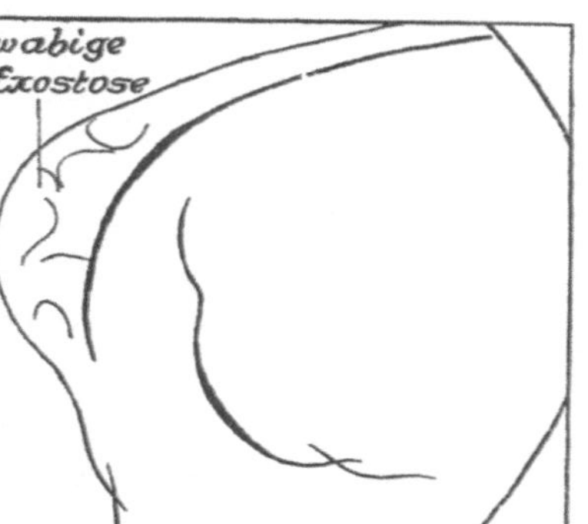

Fig. 1. 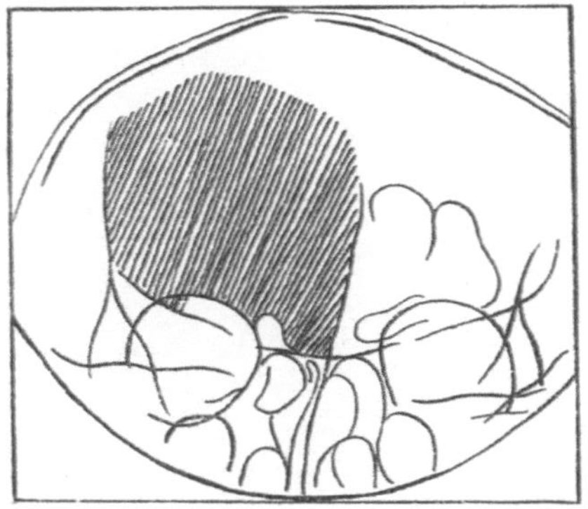　　Fig. 2.

Fig. 3. 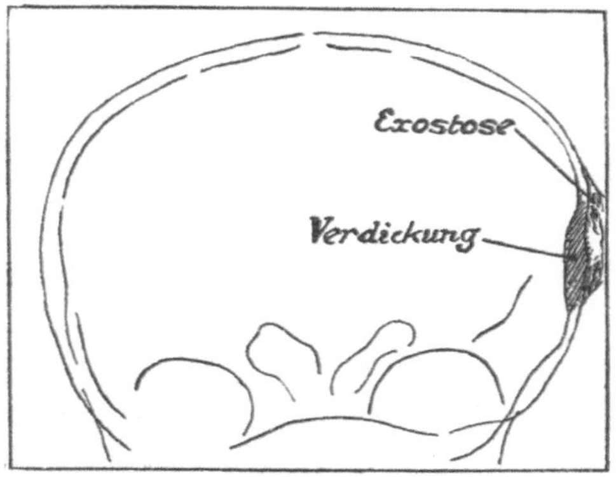　　Fig. 4.

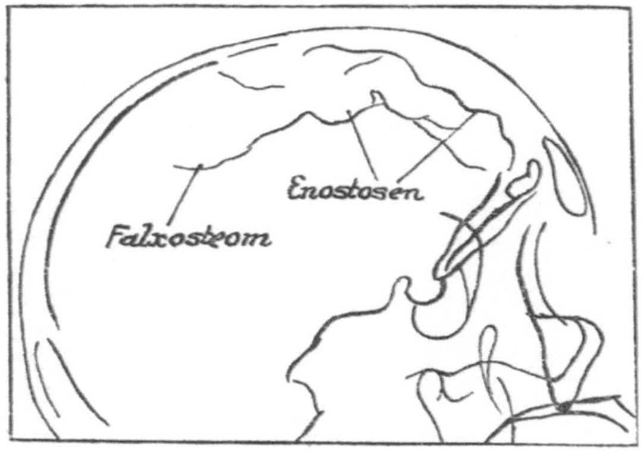

Fig. 5. 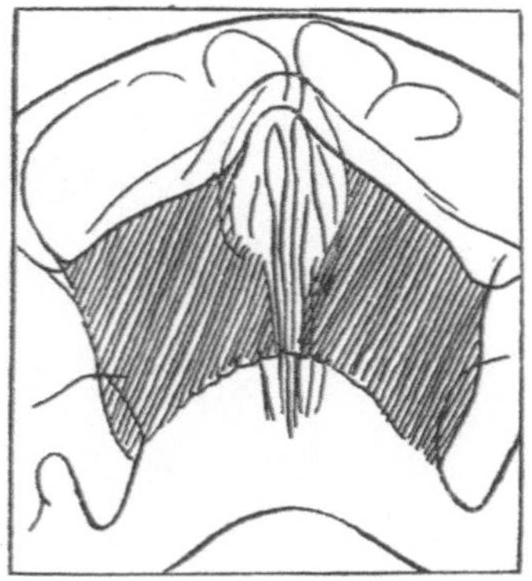　　Fig. 6.

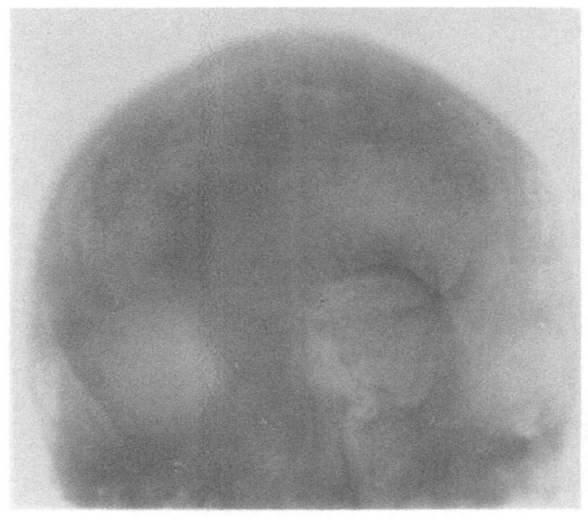

Fig. 1

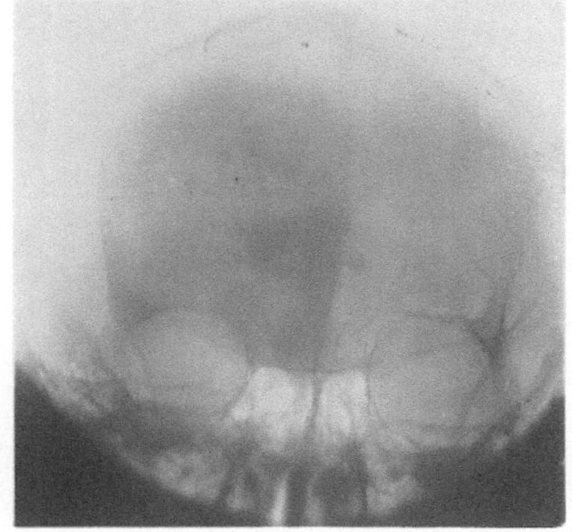

Fig. 2

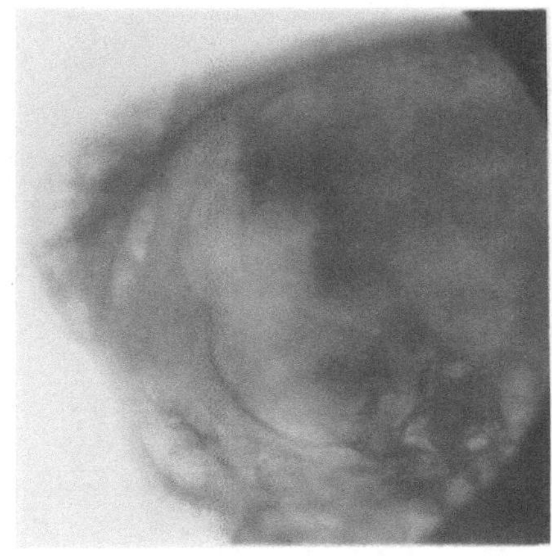

Fig. 3

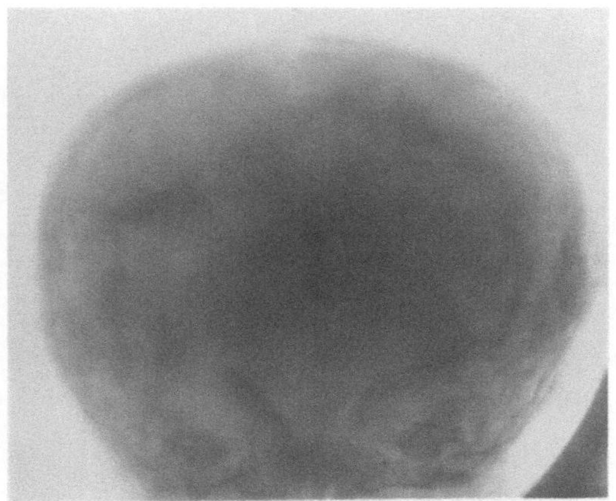

Fig. 4

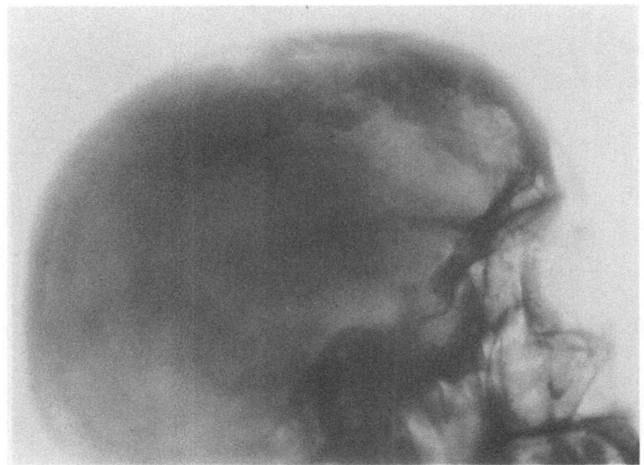

Fig. 5

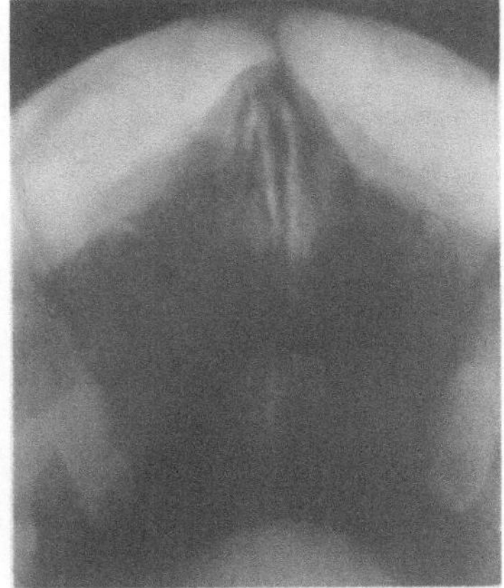

Fig. 6